歯の根のトラブルSOS

大切な歯を残そう！

根管治療のススメ

知らないと「歯」を失う⁉

「天然歯《あなたの歯》」を守る究極の方法

三恵歯科医院 院長
米国歯内療法専門医
森 一弘

Clover
クローバー出版

はじめに　「日本の歯科医療は30年遅れている」——NYで直面した現実

「そんなに日本の治療が恋しいのなら、日本に帰ってもいいのですよ」

アメリカ人の教授から諭された私は、しばし、茫然としてしまいました。

今から30年以上前の1988年、私はニューヨークにいました。全米屈指の名門校であるコロンビア大学歯学部歯内療法専門医課程に学び、世界最先端の歯科治療を身に付けよう——。

希望に満ちあふれて留学した私を待っていたのは、容赦ない現実でした。日本で学んだ歯科治療の知識や技術が、ことごとく通用しないのです。

講義に参加しても、私以外の学生はアメリカ人でしたから、何不自由なくコミュニケーションをとっています。私だけが外国人で、授業を聞いても英語が聞き取れない。クラスメートにノートをとってもらっても、そこに書いてある英語が読み取れない……。

仕方なく、講義が終わると教授のもとに通って質問し、もう一度説明してもらう毎日でした。日本で勉強してきた英語が通じず、歯科の専門知識を得るどころの状態ではなかったのです。

時に日本はバブル経済の真っただ中。「ジャパン・アズ・ナンバーワン」と言われていた時代です。アメリカに進出する日本企業も多く、ニューヨークには日本人駐在員やその家族の方々も多数いました。私自身も、東京歯科大学という日本の歯科大学の中ではトップクラスの大学で学び、その後、東京歯科大学市川総合病院で研修を積み、自分では歯科医師としてある程度のレベルに達していると思っていました。しかし私は、ニューヨークでまさに天狗の鼻をへし折られたのです。

また別の日、コロンビア大学付属病院に来た患者さんを治療したときのことです。やって来た患者さんはもちろんアメリカ人。アングロサクソン系と思われる白人の男性でした。口腔内《こうくうない》を診察し、治療のため歯ぐきに麻酔の注射をしようとした瞬間、「あれっ、何か違うぞ」という違和感に襲われたのです。

もちろん麻酔を使うことは歯科治療ではありふれた処置であり、日本で何度も経験していました。しかし、私は得体の知れない緊張感で、注射器を持つ手が止まってしまったのです。

一瞬、躊躇《ちゅうちょ》した後に、私は気がつきました。

「そうか、いま診ているのはアメリカ人の患者さんだ。日本人の口腔内とは少し違っていても当たり前だ」

そうして落ち着きを取り戻し、無事に治療を終えることができたのでした。

決して当時の自分に、人種差別的な意識があったとは思いません。しかし、人種も言葉も文化も、そして体格も違う患者さんに初めて注射をするということで、無意識にプレッシャーを感じていたのでしょう。

その他にもニューヨークでの臨床医としての研修経験は、日本では想像できないものばかりでした。

日本の歯科医師は、臨床では基本的に患者さんの診療だけを行えばいいのです。患者さんの予約の管理や、会計処理などは受付のスタッフが行います。診療中でも、患者さんの口腔内の唾液を吸引したり、あるいは撮影したエックス線写真の現像などといった雑務は、歯科衛生士がやってくださいます。

しかし、コロンビア大学付属病院での研修は、それらすべてを自分一人で行わなければならなかったのです。患者さんの診療をし、終わったら一緒に受付に行って会計をして治療費をいただくまでやらなければ、１つの症例を終えたと認めてもらえないのです。

コロンビア大学はハーレムも近く、経済的にあまり裕福でない患者さんも多く来院されました。診療を終えた患者さんが「今日はお金を持っていないので次回払います」と言ったきり、次は来なくなるということもよくありました。そんな患者さんの自宅に電話して、未払いの治療費を回収したりもしました。

病院内をあちこち走り回るので、そのころ履いていたリーボックのスニーカーは、1年ともたずに靴底がすり減って買い替えたことを鮮明に覚えています。

そうした経験を経て、「自分がアメリカ人になったつもりで、どんな患者さんが来ても対応する」という覚悟が固まっていきました。ただアメリカに行って、見て、聞いてきたというだけではなく、アメリカ社会に頭のてっぺんから足のつま先までどっぷり浸かって、ようやくアメリカの文化を享受できたように思います。

コロンビア大学に留学し、アメリカの歯科医療の世界に体ごと飛び込んだ私は、いかに自分が「井の中の蛙、大海を知らず」だったのかを思い知りました。そして世界トップレベルだと信じていた日本の歯科医療が、実は世界の最先端から取り残されつつある厳しい現実も目の当たりにしたのです。

周りを見渡すと、世界中のセレブや日本の大企業のトップたちが歯の治療のためにニューヨークにやって来て、最先端の治療を受けて帰っていきます。日本で歯科治療を受けるために、アメリカやヨーロッパから訪日する人など聞いたこともありませんでした。

「これが日本の歯科医療の現実か。島国根性のままではダメだ！　世界最先端の知識を身に付けて、日本の歯科医療を発展させなければならない」

そう腹を決めた私は、３年の留学期間を死に物狂いで学び、また臨床技術の取得に励みました。

そしてアメリカで「歯《し》内《ない》療《りょう》法《ほう》専《せん》門《もん》医《い》」の資格を取得し、１９９１年に帰国。神奈川県川崎市に「三《さん》恵《けい》歯《し》科《か》医院《いいん》」を開設しました。以来30年に亘り、アメリカで体験した最先端の歯科治療を実現すべく挑戦を続けております。

私はアメリカで歯内療法《しないりょうほう》専門医の資格を取得したと述べました。歯内療法と言われても、読者の皆様にはピンとこないかもしれません。歯内療法は、「エンド（エンドドンティクスの略）」、あるいは「根管治療《こんかんちりょう》」とも呼ばれます。（本書では特別な場合を除き「根管治療」と記します）

根管治療とは何でしょうか。簡単に説明すると、むし歯が歯の表面から内部にある歯髄《しずい》（歯の神経や血管）まで進行し、細菌に感染し炎症を起こしている、または死んだ状態の歯髄を、きれいに取り除き、あとに残った管《くだ》（根管《こんかん》）の空洞部分に根管充填《じゅうてん》材《ざい》（根管内を密閉する詰め物）を詰めて塞ぐという一連のプロセスを、根管治療といいます。

皆さんが歯科医院に行ったときに、

「むし歯が神経にまで進んでしまっていますね。では神経を抜きましょう」

と、言われたことがあるかもしれません。あの「神経を抜く・取る」と言われる治療が、根管治療なのです。

この根管治療でもむし歯が治せない場合は、最後の手段として「抜歯《ばっし》」——つまり歯を抜くことになってしまいます。いわば、自分の歯を残せるかどうかの瀬戸際で行われるのが、根管治療なのです。

私はその根管治療の専門医の資格を、アメリカで取得しました。根管治療に関しては、本書の第3章以降で詳しく説明しますので、いまはこの程度にしておきます。

残念ながら、日本の多くの歯科医師は、根管治療が不得手です。私の医院にも、他の歯科医院で根管治療を行ったものの、痛みや腫れが取れないといった症状を訴える患者さんが駆け込んできます。そうした患者さんの歯を見てみると、「30年前のアメリカの根管治療が、まだ日本では認識されていないのか」と、悔しい気持ちになります。それぐらい、根管治療の分野において日本は遅れをとっているのです。

不適切・不十分な根管治療を受けたことで、患者さんは痛みが取れないどころか、抜歯せざるを得ない状況に追い込まれてしまうケースも少なくありません。結局、遅れた歯科治療のツケは患者さんが払うことになるのです。
本書では、そうした日本の歯科医療を少しでも良くしたいという思いで筆を執りました。

なぜ日本の歯科医療は世界から取り残されているのか？
自分の歯を残すことが身体にとってどれほど大事なことなのか？
自分の歯を残すためになぜ根管治療が必要なのか？
正しい根管治療と、間違った根管治療の違いとは？
そして自分の歯を残すためにはどのような生活習慣が大事なのか？

これらの問題についてお答えしていきたいと思います。
「自分の健康は、自分の責任で守っていく」
こうした心構えが、皆さんにも求められる時代になってきたということです。
もちろん、我々歯科医師の側も、変わらなければならない点は多々あります。
患者さんと歯科医師がそれぞれ自立し、なおかつ共に手を携えて、
「〝人生100年時代に少しでも長く自分の歯で食事が楽しめる社会〟を実現してい

きたい」

本書を手に取ってくださった皆さんと一緒に、幸福な未来のために必要な歯科医療のあり方について考えていければ幸いです。

森　一弘

根管治療のススメ

もくじ

第3章　根管治療《こんかんちりょう》で自分の歯を残せる！…………97

第1章

あなたが知らない、歯科医療のウラ事情

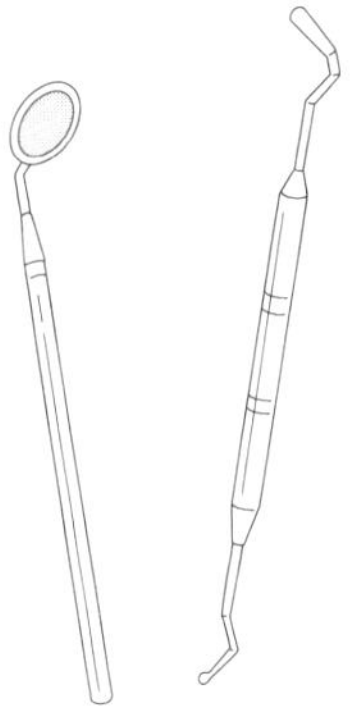

歯科医院の経営は苦しくなっている

皆さんは歯科医師という職業にどのようなイメージを持っていらっしゃるでしょうか?

「歯科医師は難関資格」「安定した仕事」「儲かっていて羽振りがいい」——。

こんなイメージをお持ちの方もいらっしゃるかもしれませんが、それは昔の話。現在は歯科医師にとって「受難の時代」ともいうべき逆風が吹いているのです。

まず歯科医師の数を見てみましょう。次に記すのは、この30年間の全国の歯科医師数（届出数）と、人口10万人あたりの歯科医師数の推移です。（出典「令和2年　医師・歯科医師・薬剤師調査」厚生労働省）

【全国の歯科医師数／人口10万人あたりの歯科医師数】

・1990年＝7万4028人／59・9人

・2000年＝9万0857人／71・6人
・2010年＝10万1576人／79・3人
・2018年＝10万4908人／83・0人
・2020年＝10万7443人／85・2人

このように、最近の30年間で歯科医師数は右肩上がりに増え続けていることがわかります。

歯科医師数が増え続けている一方で、患者さんの数はどうなのでしょうか。ここでは一つの参考として、むし歯（乳歯＋永久歯）のある子供の割合を調べたデータをご紹介します。（出典「平成28年　歯科疾患実態調査」厚生労働省）

【むし歯のある子供の割合】

・1993年＝5歳：77・0％／10歳：94・3％／14歳：91・7％
・2005年＝5歳：60・5％／10歳：81・3％／14歳：71・0％
・2016年＝5歳：39・0％／10歳：36・4％／14歳：38・1％

いかがでしょうか。むし歯のある子供が、激減していることが見て取れるかと思います。つまり歯科医師数は増えているにもかかわらず、主要な「顧客」になり得る、むし歯のある子供は激減しているわけです。これは家庭や学校における歯磨き教育の成果でもあり、喜ばしいことではあります。しかし全体的に見れば歯科業界は過当競争の状態に陥っており、歯科医院の経営は年々、苦しくなっているのです。

日本の根管《こんかん》治療《ちりょう》成功率はアメリカの半分以下

突然ですが、皆さんに2つの数字をお見せします。

「45％」と「90％」――。

これはいったい、何の数字だと思いますか？

2倍もの開きのあるこの数字は、日本とアメリカにおける「根管《こんかん》治療《ちりょう》」の成功率なのです。

日本大学歯学部付属歯科病院の歯内療法科で、根管治療に関する医学的調査を実施

しました。（対象は1119症例）

その内訳をみると、歯髄《しずい》（歯の神経や血管）を除去する抜髄《ばつずい》（一般的に、歯の神経を抜くこと）を行ったのが23％で、初回感染根管の処置（歯髄が死んでしまった歯が対象の治療）を行ったのが25％だったのに対し、再根管治療《さいこんかんちりょう》は51％に上っていました。さらに残りの1％は、根管治療だけでは治せない外科治療が必要な症例だったのです。

再根管治療とは、読んで字のごとくですが、もう一度根管治療をやり直すことです。

根管治療がきちんと行われれば、根管の中は隙間なく充填《じゅうてん》され、外から細菌などが入ってこないように歯根《しこん》（歯の根っこ）の穴も塞がれます。こうして歯根の内部に細菌が入ってこられない状態になっていれば、その後、痛みや腫《は》れが出ることはありません。根管治療をしたのに、数カ月あるいは数年後に、痛みや腫れの症状が出るということは、最初の根管治療に何らかの問題があったからなのです。

〈アメリカとの根管治療成功率の比較〉

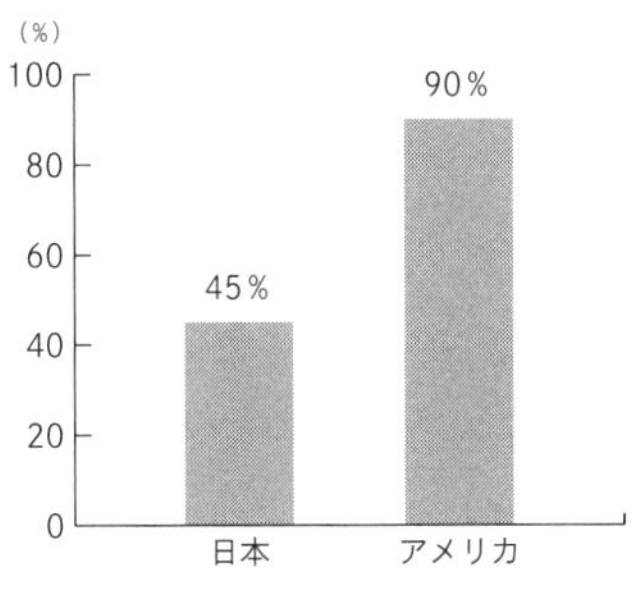

そして、50％以上の患者さんが、再根管治療《さいこんかんちりょう》が必要な状態だったということは、最

初の根管《こんかん》治療《ちりょう》の段階でそれだけ多くの問題があったことを裏付けています。アメリカの根管治療成功率が90％であることから考えると約半分の成功率しかなく、大きな差があることを認めざるを得ません。

なぜこれほどまでに、日本とアメリカの歯科医療は差がついてしまったのでしょうか？

「歯科医師のレベルの差だ」「日本の歯科医師はもっと技術を向上しろ」というおしかりも、ごもっともです。私も歯科医師の一人として、そうしたご批判があれば、甘んじて受けなければいけません。

特に歯科治療の中でも根管治療は、外から直視できない歯の中を治療するので、難易度が高い治療であることは事実です。

しかし、歯科医師が個人的にどれだけ努力したとしても限界があります。

なぜならば、日本の歯科医療が抱える構造的な問題があり、それを解消、改善しないことには、根本的な解決には至らないからです。

日本の歯科医療は、①制度上の問題、②経営上の問題、③教育上の問題——という

３つの大きな問題を抱えています。

この３つの問題は密接につながっていて、日本の歯科医療を停滞させる原因となっています。順を追って説明していきましょう。

日本の保険制度の限界

第一に「制度上の問題」です。

日本の医療の根底にあるのは、「国《こく》民《みん》皆《かい》保《ほ》険《けん》」という考え方です。すべての国民が何らかの医療保険に加入して、病気やけがをした際には医療給付が受けられる状態にあることを指します。日本では１９５８年に国民健康保険法が制定され、それが現在に至る国民皆保険制度の源流となっています。

病院に行けば、受付で保険証の提示を求められると思います。この保険証１枚で、日本全国どこでも、一定程度の医療サービスを安価で受けられる。多くの人はそれを当たり前だと考えていますが、実は大変すごいことなのです。

ところが、この世界に誇るべき日本の保険制度が、歯科医療の発展を妨げてしまっているということが、この問題の難しいところです。

アメリカでは、保険も自己責任で加入しなければならず、歯科治療のほとんどを自費で受けなければなりません。

そのため、日本の数倍から数十倍の治療費がかかるのです。

根管治療の場合では、アメリカでは歯1本で十数万円はかかるというのが常識です。

一方、日本で同じ根管治療を行ったとしても、保険による治療費は数千円程度なのです。

「日本は治療費が安くていいじゃないか」

そう思われる方もいらっしゃるかもしれません。

しかし、治療費が安いということは諸刃の剣です。

患者さんの立場からすると、歯1本の治療に十数万円かかるアメリカと、数千円で済む日本とでは、予防意識に差が出てくるのは当然といえます。日本でもようやく、むし歯になる前に歯のクリーニングで歯科医院に行くことが定着してきました。ですが、アメリカでは30年前から予防意識が高く、クリーニングに来られる患者さんも多かったのです。

さらに、**先述の通り日本の根管治療はやり直しになるケースが半分以上です。**これも、「安い治療費だから、やり直しになっても仕方ない」という意識が、患者さんと歯科医師の双方にあるのが現実です。

アメリカのように十数万円する根管治療を受けたあげく「うまくいかなかったからもう一回やります」と言われたら、どう思うでしょうか？

到底、納得できないのが普通の感覚でしょう。

アメリカでは国民性もあり、そうした場合は患者さんがすぐ訴訟を起こします。そのため歯科医師の側も、失敗がないように細心の注意を払って治療を行うため、結果的に根管治療の成功率が90％と高い水準を保っていられるのです。

診療報酬から歯科医療の課題が見えてくる

第二に「経営上の問題」です。

先に挙げた制度上の問題とも深く関係してくるのですが、私たち歯科医師が患者さんからいただく治療費、つまり診療報酬は、保険制度によって細かく規定されています。

歯科医師の側で「今回の治療は通常の倍の時間がかかったので、治療費も倍になります」など勝手には決められない仕組みになっているのです。

「社会保険歯科診療報酬点数早見表」（令和4年4月1日実施）によれば、根管治療に関連する主な処置・手術の診療報酬点数は次のようになります。（歯1本あるいは1回あたりの点数）

- 抜髄＝単根：232点／2根：424点／3根以上：598点
- 感染根管処置＝単根：158点／2根：308点／3根以上：448点
- 根管貼薬処置＝単根：32点／2根：40点／3根以上：56点
- 根管充填＝単根：72点／2根：94点／3根以上：122点

いま挙げた項目は全体のごく一部です。それぞれの処置の説明は省きますが、このように一つひとつの処置や手術、あるいは診断に細かく報酬点数が定められている、ということを知っていただければと思います。また同じ処置でも、難易度によって追加の報酬点数が加えられるケースもあります。

ちなみに、報酬点数1点あたり10円の治療費が支払われる仕組みとなります。

さて、今度は抜歯《ばっし》（歯を抜くこと）に関する報酬点数を見てみましょう。（同じく歯1本あたり）

・抜歯手術＝前歯：160点／臼歯：270点　※難抜歯加算：＋230点
・抜歯手術＝埋状歯《まいふくし》：1080点（埋伏歯＝歯の頭の一部またはすべてが埋まっている歯のこと）

このような報酬点数になります。ここでは細かい説明は省きますが、先に挙げた根管治療に関する処置の報酬点数と大幅な差はない、ということがお分かりいただければと思います。

つまりどういうことでしょうか。

患者さんの天然歯（ご自身の歯のこと）を残そうと、1本の歯に時間をかけて根管治療をしたとしても、歯科医院に入ってくる診療報酬は数千円程度の価格帯になると考えられます。

そして、抜歯してもほぼ同じ価格帯です。

歯科医院の経営面から考えると、「時間と手間をかけてリスクの高い根管治療をするよりも、原因を根こそぎ取ってしまう抜歯を選んだ方がコストパフォーマンスは高い」という判断になるわけです。

天然歯を残すより抜歯の方が歯科医師には好都合？

ここで、非常に大まかではありますが、ちょっとシミュレーションをしてみましょう。

ある歯科医院の診療時間が午前10時から午後8時までだったとしましょう。お昼の1時間を休診したとして、1日の診療時間は9時間になります。土・日休みの週5日開院するならば、大まかに計算して1年間で開院するのは260日となります。

すると、この歯科医院が年間で患者さんを診療できるのは、260×9＝2340時間となります。

この2340時間を使って、どれだけの診療報酬を稼ぐかが、歯科医院の経営にとって死活問題となります。すると、歯科医師が収入を上げようとすれば、①一人の患者さんの治療費を上げる、②同じ時間でたくさんの患者さんを診る、という2通りのアプローチしかありません。

患者さんの天然歯を残す根管治療は、抜歯に比べて時間と手間がかかります。仮に、根管治療なら1時間、抜歯なら30分、処置に時間がかかるとしましょう。すると年間に、根管治療なら2340人、抜歯なら4680人の患者さんの処置を行うことができます。

つまり、単純に比較しても抜歯の方が、コストパフォーマンスが高くなってしまうのです。保険診療をベースにしている以上、一人の患者さんの診療報酬には上限がありますので、時間と手間の節約になる処置方法を選びたくなるのも無理はありませんが、その結果として、**まだ天然歯として残せる可能性のある歯が抜歯されているとしたら、これは患者さんの人生にとって大きな損失**となってしまいます。

「医は仁術」か、それとも「医は算術」か。この選択を日々、歯科医師は迫られているのです。

抜歯の次は高額な自費治療

それでは、歯科医師が根管治療の技術力アップに真剣に取り組めば、患者さんが抜歯に至るケースは減るのでしょうか？

残念ながら、現在の制度下では歯科医師の側にそのインセンティブ（動機付け）は働きにくいのが現実です。

それは先にも述べたように、時間と手間をかけて根管治療をしても、抜歯の方が効率が良いからです。

そして、歯科医師にとってメリットが大きい、次の治療へと展開できる可能性が広がります。

歯を失った後、患者さんがそのあとに受ける治療として、3つの選択肢があります。

①ブリッジ（橋状の被せ物）、②義歯（入れ歯）、③インプラント（人工歯根《じんこうしこん》）です。

それぞれの特徴については第5章で詳しくご説明します。現在の制度では、安価な材料を使用したブリッジや義歯には保険が適用されますが、耐久性に優れていたり、違和感も少ないような高品質なものには、保険が適用されません。そして、インプラントにも保険は適用されません。（※ただし、病気、外傷、先天的に障害がある場合などは除く）

つまり、ご自身の歯にあう最善の治療を望めば望むほど、高額な自費治療となるわけです。

歯科医師の立場からすると、時間と手間をかけて完璧な根管治療を行い、患者さんの歯を残したとしても、それほどの額にはなりません。

しかし、そんな手間をかけずに抜歯をして、根管治療と同程度の診療報酬を得て、そのあとで自費治療を患者さんに勧めれば、収入アップにつながります。

ちなみに、インプラントを入れるのにかかる費用は、1本あたり約20万から40万円といったところが平均的な相場です。なかには10万円以下の「格安」でインプラントを入れる歯科医院もあるようです。

いずれにしても、インプラントで得られる金額は、保険診療で得られる診療報酬とは桁違いの金額です。歯科経営の観点だけで見ると、きわめて魅力的に映ってしまうのも無理はありません。

こうして、適切な根管治療を受ければ残せたはずの天然歯を残せずに、高額な自費治療を選択する患者さんが増えてしまうのです。

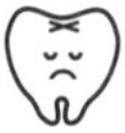

日本では専門医資格のメリットが少ない？

続いて第三の「教育上の問題」についてご説明しましょう。

私はアメリカのコロンビア大学に留学し、3年かけて歯内療法専門医《しないりょうほうせんもんい》の資格を取得しました。

アメリカの歯科専門医資格は、歯内療法科のほかに、歯周病科《ししゅうびょうか》（歯肉と歯槽骨《しそうこつ》に関する疾患を扱う）、矯正歯科《きょうせいしか》（噛み合わせや歯並びの矯正《きょうせい》を扱う）、口腔外科《こうくうげか》（抜歯やインプラントを含めた顔面や顎《あご》に関する問題を扱う）、補綴科《ほてつか》（被せ物や義歯、インプラントなどで歯を補う技術を扱う）、小児歯科（小児を専門に扱う）といったコースがあります。

それぞれの専門医資格を取得するためには、最短で2年間は必要です。根管治療という一つの分野だけで、専門に2年以上かけて学ぶ必要があるほど、幅広い知識や技術を身に付けなければならないからです。

専門医になるために学ぶ内容は、まさに世界の歯科医学界における最先端の知識です。冒頭、私がコロンビア大学留学中に教授から「日本の治療が恋しいのなら帰ってもいいのですよ」と、諭されたエピソードを紹介しました。そのくらい、日本の歯科大学で学ぶ知識とは大きな差があるのです。

もちろん学費もバカになりません。専門医資格の取得までには、大学によって差はあるにせよ、数百万円から、下手すれば数千万円といった多額の資金が必要になるにもかかわらず、それでもアメリカでは歯内療法専門医の資格を取得したいという歯科医師が増えているといいます。なぜならば、専門医資格を取得することに、それだけのメリットがあるからです。

自費治療が中心となるアメリカでは、歯科医師が根管治療を行うと歯1本につき十数万円の治療費が得られます。それほど専門性の高い治療であり、患者さんの側にも十数万円の金額を払うメリットが認知されています。

一方、日本の保険で定められた診療報酬では、根管治療は歯１本につき数千円にしかならないのは、先に触れた通りです。１本あたり数千円の治療費のために、数百万円から数千万円といった多額のお金と、最低2年間という長い時間を投資してまで、海外の大学で根管治療の専門医資格を取得しようと思う歯科医師が、はたしてどれだけいるでしょうか?

余談ですが、私も最初から歯内療法専門医になろうとしていたのではなく、アメリカ留学当初はインプラントや補綴の分野の専門医になることを考えていました。

それでも私は、アメリカで目の当たりにした根管治療の可能性や、患者さんの歯を残せるというかけがえのない価値を知り、歯内療法専門医の道を選んだのでした。

アメリカとは患者さんの意識が違う

ここで、アメリカと日本の歯科医療の仕組みがどのように違うのかをご説明します。

アメリカでは、歯科医師は大きく「一般医」と「専門医」に分けられます。
治療費が高いアメリカでは、患者さんの予防意識が高いので、患者さんは年に1〜2回、歯科検診やクリーニングを受けることが一般的になっています。これら日常の検診やクリーニングは、家の近所にある一般医で受けられます。

患者さんが定期的に検診に通うことで、むし歯などの疾患の早期発見にもつながります。そのため、たいていの処置はかかりつけの一般医で対応可能なのです。

アメリカの一般医は日本の歯科医師と同じように、むし歯の治療だけでなく、抜歯、歯周病、さらに根管治療も行うことができます。なかには一般医でもトレーニングを受けて歯列矯正《しれつきょうせい》やインプラントができる歯科医師もいるのです。

しかし、一般医では手に負えないような難しい症例の患者さんが来た場合、その分野の専門医にバトンタッチします。専門医は自らの専門分野の知識と技術を生かして難易度の高い治療を行い、その患者さんを再び一般医へ引き継ぐという流れになっています。

歯科業界の仕組みが日米ではこのように違いますが、患者さんの意識にも大きく差があります。

アメリカの患者さんは、自分の歯に対してしっかりとした意見を持っている方が多いです。

「私の歯はこう処置してほしい」「自分の歯は絶対に抜きたくない」……など、具体的な要望を持って歯科医院に来られるのです。当然、患者さんの意に沿わない治療をしようとしても「ＮＯ」とハッキリ言われてしまいます。

また、治療に際して常に複数の選択肢を提示し、それを患者さん自身に選択してもらうというスタイルが一般的です。そのうえで歯科医師は「なぜこの治療をするのか」「この治療にはどのようなメリットとデメリットがあるのか」を、時間をかけて丁寧に患者さんに説明し、納得してもらわなければ治療に入ることができません。

それほど慎重に進めても、満足いく結果にならなかったり、あるいはミスが発覚したりすれば、患者さんから訴訟を起こされるリスクがあります。このように患者さんの厳しい目にさらされる中で、アメリカの歯科医療技術、ならびに専門医というシステムは発展してきました。

歯科医師、特に専門医の評価は経験の長さなどではなく、治療の技術によって判断されるのがアメリカの歯科の世界なのです。歯科医学を自然科学だと位置付け、「この処置をすれば、こういう結果になる」というエビデンス（科学的根拠）が土台にあるので、高い治療費を払うに見合った結果が得られるという安心感にもつながるのです。

日本の歯科医療は何が問題なのか？

日本では、一人の歯科医師があらゆる治療分野を担当します。そのため多くの患者さんは、かかりつけの歯科医院で大抵の処置はやってもらえるものだと思っています。まれに、とても難しい症例や、特殊な設備が必要な手術の場合などに、大学病院を紹介してもらうくらいでしょう。

このような環境ですので、患者さんが専門分野に特化した専門医の治療を受ける機会は、非常に少ないわけです。

専門医の高い技術による治療を受けた経験のない日本の患者さんは、「歯医者さんはどこに行っても同じ」「歯の治療は痛くても仕方がない」「保険の範囲で安く治療してくれるのが良い歯医者さん」などと思い込んでしまっているのです。

歯科医師の側も、患者さんの知識不足や、保険制度に甘えている面は多々あります。日本では歯科医師の診断に、患者さんが疑義を申し立てるということはほとんどありません。読者の方々も、歯科医院で「上の6番、第一大臼歯《だいいちだいきゅうし》がむし歯になっていますね」などと言われて、「違うと思います」と反論した経験がある方はいないでしょう。そもそも、「第一大臼歯」と言われてパッとどの歯かわかる患者さんはごく少数かと思います。

一人の患者さんに割ける診療時間は20分前後といったところです。この短時間では、診断や治療について丁寧に説明するのは困難です。患者さんの側も、「説明なんていらないから、早く治療をしてくれ」というのが本音かもしれません。そうなると、患者さんの主訴に当たる部分だけを保険の範囲で効率よく処置して終わる、というのが歯科医師のルーティンワークとなるわけです。

歯科大学での臨床の授業も、保険制度に即した実習になります。制限時間が決められていて、「時間内にこの処置を終えなさい」といった形で行われるのです。開業してから保険の範囲内で治療するには20分前後で診療を終えなければなりません。

　アメリカの歯科大学では、患者さんの歯にとってベストなゴールが見つかるまで、時間をかけて診療を行うことを教わります。大学教育の段階から、日米の差は生じているのです。


　さらに、保険制度によって診療報酬が安く抑えられることは歯科医師にとって収入が減ることにつながるのは確かですが、一方で「何らかの病名を診断すれば診療点数がついて自動的に報酬がもらえる」というのも事実です。

　あいまいな診断をしたとしても、その診断が正しかったのかどうか、検証される機会はほとんどありません。まさに歯科医師の側も「ぬるま湯」につかっている状態なのです。つまり保険は、患者さんにとっての保険であるように思われていますが、歯科医師にとっての保険でもあるのです。

　いくら「ぬるま湯」につかった状態とはいえ、開業した歯科医師は非常に多忙です。一人の歯科医師がありとあらゆる分野の治療を行わなければいけませんし、同時に医院の経営、スタッフの管理や育成、新たな患者さんを獲得するための宣伝など、日々やることは無数にあります。こうした実情から、ひとたび歯科大学を卒業して開業してしまうと、その後に勉強をして知識や技術をアップデートする時間も機会もありません。

アメリカの場合は、専門的な知識を身に付けるとそれだけ高額な治療費を得るチャンスになるため、開業医も積極的に大学等で学び直します。大学の側にも、そうしたニーズに応えるための様々なコースが用意されていますが、日本の歯科医師が開業後に勉強するといっても、せいぜい機器メーカー等が主催するセミナーや研修に参加する程度です。

とはいえ、日本の歯科医学界にも素晴らしい基礎研究の蓄積はあります。しかし残念ながら、臨床でそれが発揮されているとは言い難い。自費治療だけで勝負するアメリカのような環境であれば、個々の歯科医師の実力がシビアに評価されます。保険治療が中心の日本では、臨床で高度な技術を身に付けようとするモチベーションが働きにくいのです。

このように、制度上、経営上、そして教育上の問題によって、日米の歯科の個々のレベルはどんどん開いてしまっているのが現実なのです。

私が経営する三恵歯科医院《さんけいしかいいん》では、アメリカ式歯科医療にヒントを得て、専門医のネットワークを使った診療を実践しています。

来院された患者さんは、まず院長である私が診察します。そのうえで、患者さんの症状や必要な処置に応じて、専門家が対応する体制になっているのです。

私は根管治療の専門医ですので、自身の専門分野に関しては私がそのまま対応します。さらに、インプラントや口腔外科などそれぞれの専門医の先生と連携し、患者さんの診療にあたる体制を作っております。各先生方に直接診察していただくことがあれば、画像を送って診断していただくこともあります。そうすることで、各分野において専門性の高い診療を提供できるのです。

私自身も自らの専門である根管治療に専念でき、それ以外の分野はそれぞれの専門医に診ていただけますから、その安心感たるやかけがえのないものです。

患者さんの立場に立って良い治療を提供し続けるためには、このような仕組みづくりが不可欠だと私は思います。

コラム　インタビュー❶

ジェラルド・コーエン先生（歯科医師）

アメリカと日本の歯科医療はここが違う

本書では、歯科医療について幅広い視野から考えていきたいという意味で、私の周りにいらっしゃる歯科各分野の専門家の方々へのインタビューも掲載していきます。

まずは「アメリカと日本の歯科医療はここが違う」というテーマで、アメリカ・コネチカット州で歯科医院を開業しているジェラルド・コーエン先生に話を聞きます。

コーエン先生は、私が30年前にコロンビア大学歯学部歯内療法専門医課程に留学した際の歯学部の学生であり、ご自身も日本への留学経験があるなど、日米両国の歯科事情に通じていらっしゃいます。（聞き手・筆者）

——コーエン先生は、私と一緒にコロンビア大学で学んだ後、比較的すぐに開業されたんですよね。

コーエン：そうです。私はニューヨークで生まれ育ち、ニューヨーク州立大学からコロンビア大学を経て、そのままニューヨーク市内で開業しました。現在は、隣のコネチカット州にあるグリニッジという町で自分のクリニックをやっています。

——ニューヨークで開業された当時は、日本人の患者さんも多かったとお聞きしました。

コーエン：日本企業のニューヨーク駐在員や、その家族の方が多かったですね。私は大学時代に1年間、日本に留学していて日本語もわかるので、言葉が通じるという安心感があったのだと思います。

——ニューヨーク当時の患者さんで、まだ通っていらっしゃる方はいますか？

コーエン：いらっしゃいますね。開業当時、多いときで患者さんの8割から9割が日本人だったこともありました。現在のグリニッジはそれほど日本人が多い町ではありませんので、患者さんの1割ぐらいが日本人です。その中には、20年以上前に私が診療して、その後日本に戻り、またアメリカに来たので私のクリニックへ再び通い始めた患者さんも何人かいらっしゃいます。

――私が30年前コロンビア大学に留学した当初、日本との文化の違いや言葉の壁、そして何より歯科医療のレベルの違いに直面して、打ちのめされたことを覚えています。そんなときコーエン先生と仲良くなって、いろいろサポートしていただいたおかげで無事に留学を乗り切ることができました。今でも本当に感謝しているんですよ（笑）。

それはさておき、コーエン先生から見て、アメリカと日本の歯科医療の違いは、どのような点がありますか？

コーエン：ニューヨークで日本人の患者さんを診療してきたので、日本で治療されたという歯も本当にたくさん診てきました。日本は主に保険診療でやっているので、その制度に沿った形で治療が決まってしまうと聞いていました。日本で治療した歯を診ると、やはり結果が不十分だなと思うことは多かったです。

――当時、日本経済はバブル期にあり、日本企業も景気が良かったはずです。日本人の患者さんは、歯科治療にお金をかけることに対してどのような意識でしたか？

コーエン：皆さん、金額が高い低いより、保険が効くかどうかを気にされている印象でした。日本で認められる保険治療の適用内なら、後で患者さんにもお金が戻ってくるので……。ですから皆さん、勤めている日本の会社によく問い合わせをしていました。

――日本では、歯科治療は保険で行うのがほとんどなんですよ。

コーエン：ただ、しばらく通っていただくと、日本よりニューヨークの方がいい治療を受けられるということに皆さん気づかれた様子でした。ですから、私がある治療を提案して、それが保険適用外だから断られる、ということはなくなっていきましたね。

――つまり、自費で高い金額を出しても、いい治療だと思ったらそれを受ける患者さんたちがいたのですね。

コーエン：そうです。ニューヨークに駐在するような方々ですから、ある程度の経済的な余裕もあったでしょうし、進んだ技術を取り入れようという意欲があったのかもしれません。

――患者さんの知識や意識という点で、アメリカ人と日本人の違いは感じましたか？

コーエン：一般論としては、アメリカ人の患者さんは歯科医院といえば最初に検診とクリーニングで来るんです。そうすると歯科医師が口腔内を全体的に診て、こうした方が良いとアドバイスをします。アメリカ人は歯科医師にそれを期待しています。

一方、日本人の患者さんは、口腔内の全体の健康を考えるというよりは、「この歯が痛いのでここを治してください」とピンポイントの訴えで来院されますね。ですから、そのとき痛い歯だけを治して、他の歯はまた痛くなったときに治す、というのが日本人の患者さんに多かったパターンです。

——なるほど。アメリカと日本の患者さんは、予防意識という点でも違いがありますね。

私がニューヨークに留学して、日米の歯科医療の違いに驚いたのは、やはり治療費なのです。例えば日本で前歯の根管治療をしても数千円程にしかなりません。それがコロンビア大学付属病院では、同じ治療で300ドルから400ドルいただいていました。当時のレートでいうと4万5000円から6万円です。（1ドル=150円前後）その違いが、まさにカルチャーショックでした。なぜ同じ治療でここまで違うのかと。

コーエン：当時、森先生からよく日本の保険治療の問題について聞いていましたね。

——根底には考え方の違いがありましたね。日本の歯内療法の教育では、1970年代の知識を教えていました。現在は、機材は新しくなって多少は効率的な治療が行えるようになったかもしれませんが、概念はアップデートされていません。ですから今でも、日本の歯科医師は口をそろえて「根管治療は難しい」と言っています。

コーエン先生は高い技術をお持ちなので、根管治療もご自身で担当されていますよね。

コーエン：例えば根管の形がよほど複雑であるなど、とても難しいケース以外は、ほとんど自分で治療しますね。ですがそのほかの患者さんの診療で十分忙しいので、自分でやることが経営的に効率が悪いと思ったら、専門医につなぎます。

――日本には専門医という考え方自体がないのですが、アメリカの専門医制度については、どうお考えでしょうか？

コーエン：私が思うに、アメリカには専門医がいるので、一般医のレベルも高まるのです。根管治療をひとつとっても、一般医が根管治療をやれば、どうしても専門医と比較されます。たとえ一般医でもある程度レベルの高い治療をしなければ、その治療をやる資格がないとみなされる。何から何まで専門医に回すようでは、その一般医のところに行く患者さんはいなくなりますからね。

一方で、専門医の価値も高いのです。やはりその専門の治療しかしていませんから、上手に治療できるはずだという信頼感があります。

――コーエン先生は一般医でありながら専門医レベルの技術をお持ちですが、やはり患者さんから技術を比較されるからこそ、いつでも勉強しようという意欲を持ち続けていられるのですね。日本では残念ながら、歯科大学を卒業すると、勉強し直す機会がないのです。

コーエン：確かに私は他の一般医の方々に比べると、やっている診療の幅が広いかもしれません。最近は、私のように一般医でも専門的な治療ができる歯科医師が増えていると思います。それは今おっしゃられた通り、一般医でも勉強できる機会がアメリカには多いというのは恵まれていますね。大学で学ぶコースも多くて、逆に選ぶのに困るぐらいです。（笑）

――学びたいと思ったときに、仕事をしながら勉強できるようなカリキュラムなのですか？

コーエン：そうですね。私はいま歯肉の移植に興味があるので、最近もその分野に関するコースを受講してきました。朝から晩まで丸1日かかりましたけれど、それでも1～2日仕事を休むだけで受講できるコースが結構ありますので、仕事と両立して学ぶことができます。

——コーエン先生の、1週間のスケジュールはだいたいどのような状態ですか。

コーエン：今は、毎週月曜日から木曜日まで、8時から18時まで開院しています。昔は金曜日も開けていましたが、今は金曜日は絶対働かないと決めています。きちんと休まないと、身体がもたない（笑）。

——1日に何人くらい患者さんを診ますか？

コーエン：予約の患者さんが平均して1日6人から8人いらっしゃって、それとは別に緊急で「歯が痛い」といって駆け込まれてくる方もいらっしゃいますから、毎日8人から12人といったところですね。私が診察している間に、並行して歯科衛生士が1時間ごとに一人の患者さんの歯をクリーニングしています。今はある程度時間をかけて丁寧に診療したいという気持ちが強いので、あまりスケジュールを詰め込みすぎないようにしています。その代わり、安い治療はしません。価値がある歯科サービスを提供する代わりに、きちんとした治療費をいただくことを心がけています。

——素晴らしいですね。日本では1日に20人から30人は診療しないと、医院が経営できないですよ（笑）。さて、アメリカの患者さんというと、物事をはっきり言うというか、場合によってはクレームになったり訴えられたりするイメージがありますよね。

コーエン：自分は患者さんと深刻なトラブルになったケースはあまりないのですが、どの歯科医師も長く開業していれば、嫌な思いをすることはあるはずです。やはり、裁判にならないように、あるいは裁判になっても負けないように、最初から努力はしています。診察時には患者さんとコミュニケーションを重ねて、相手が何を求めているのかを判断します。そして、問題になりそうな点については最初からすべて説明して、相手が納得してからでないと治療には入らない、といった姿勢も大事かと思います。

――そうした患者さんへのきちんとした説明が、日本の歯科医師はできていない場合が多いようです。時間がないこともあるのですが……。すると日本の患者さんは、「歯医者さんに勝手に歯を抜かれた」といった形の被害者意識ばかりを持っているんですよ。患者さんへの説明をきちんとすれば、患者さんのレベルを上げ、同時に歯科のレベルも上がっていき、みなさん最後は幸せになれると思うのです。

最後に、予防医療について伺います。アメリカは予防医療が盛んです。すると将来、むし歯の患者さんが少なくなると、歯科のニーズが減っていくのではないかとも思うのですが、そこはどうお考えですか？

コーエン：それは本当に大きな問題です。確かに、私のクリニックに来る20代から30代の若い患者さんは、ほとんどむし歯がありません。あっても小さいむし歯だけで大きな処置は必要ないレベルです。定期的なクリーニングでその状態を保っているのです。

ただ、どんな人でも年は取りますし、患者さんのニーズは年齢によって変化していきます。加齢に伴って、歯が欠けるとか割れるとか、あるいは歯周病とか、むし歯以外の問題が出てきます。口腔内全体の健康を守るという意味でのニーズはあり続けるのではないでしょうか。

——日本では定期的にクリーニングに通って歯石を取るといったことも、まだ定着していません。そうした予防意識も含めて、アメリカは歯科医師と患者が一体となって歯科文化を作り上げていますね。「とにかく保険で安くむし歯だけ治療できればいい」という日本の歯科に対する姿勢も、やはり考え直す時代に入っていると実感します。

第 2 章

天然歯は健康寿命をこんなに延ばす！

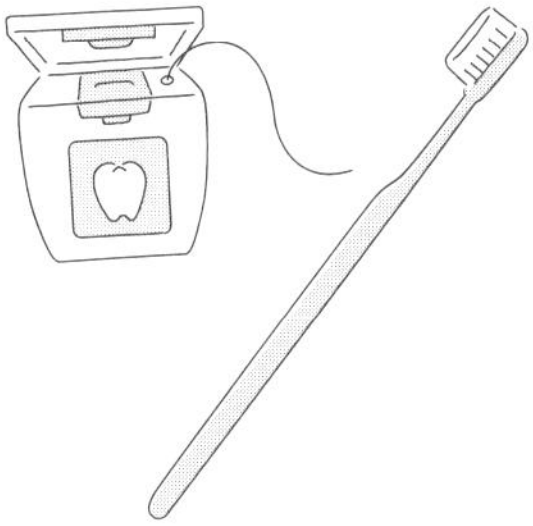

抜歯《ばっし》の3大要因は「歯周病」「むし歯」「破折《はせつ》」

この章では、自分の歯を残すことが、健康で長生きするためにどれほど大事かということを説明していきたいと思います。

まずは、患者さんが抜歯《ばっし》に至ってしまった原因を、平成30年11月に「公益財団法人8020推進財団」が調査したデータ（全世代対象）をもとに見てみましょう。抜歯に至った主原因は、次のような割合になっています。

・歯周病：37・1％
・う蝕《しょく》歯：29・2％（う蝕歯＝むし歯）
・破折《はせつ》：17・8％
・埋伏歯：5・0％
・矯正《きょうせい》：1・9％

・その他：7・6％

このように抜歯に至る3大要因は「歯周病」「むし歯」「破折」であることがわかります。

そして、歯周病が約40％と第1位を占めているのが印象的です。先にニューヨークのコーエン先生のインタビューでも出てきた通り、日本人はアメリカ人に比べて、歯のクリーニングを歯科医院で行うという習慣がまだまだ根付いておりません。そうしたこともこの結果に影響していることが考えられます。

また、「むし歯」と「破折」は、私の専門である根管《こんかん》治療《ちりょう》に関連する領域です。むし歯と破折という2つの要因を合わせた割合はなんと「47％」に及び、歯周病を上回るのです。

つまり、**抜歯になることを防いで自分の歯を残すためには、「歯周病への対策」以上に「正しい根管治療」が大切**とも言えるわけです。

抜く必要のない歯が抜歯されている

数年前のことです。歯科業界向けの専門誌に、20代の患者さんが歯根破折により抜歯をした後、インプラントを入れたという症例が紹介されていました。私は記事を読んですぐ疑問に思ったので、インプラントメーカーに問い合わせをしました。

「この患者さんはなぜ抜歯をしたのですか？」と。

なぜそう思ったかと言うと、私が記事に掲載されていたエックス線写真を見た限りでは、どう考えてもその患者さんは歯根破折をしておらず、抜歯をする理由のない状態だったからです。少なくとも私だったら絶対に抜歯せず、根管治療でその歯を残すことができた症例でした。

先の質問に対しては、「術者が診断しているのだから、誤診であるはずがない」というような回答が返ってきました。

このように専門誌に載るような症例ですら、曖昧《あいまい》な根拠で診断され、そして抜歯に至るケースがあるのです。それでも、歯科大学を出て国家試験に合格した歯科医師の診断に疑問を持つ人は少ないので、大きな問題になることが少なかったというだけなのです。

三恵歯科医院にも、他の歯科医院で抜歯をした患者さんが来られることがあります。よくお話を聞いてみると、「なんでその程度の症状で抜歯したのだろう？」「私だったら抜歯せずに歯を残すことができたのに」と残念な気持ちになることが多々あります。

つい最近も、こんな患者さんがいらっしゃいました。

その方は外国人の40代女性で、仮にエミさんとします。日本語での日常会話はできますが、歯科治療の細かい話になると、言葉の問題もあってコミュニケーションがうまくとれなかったこともあったようです。

エミさんが初めて来院された時、左下の奥歯、具体的には「第《だい》二《に》大臼歯《だいきゅうし》が痛い」という症状を訴えておられました。近所の歯科医院に通っていたものの、いつまでも症状は消失せず、挙句の果てに「もう歯を抜くしかない」と言われ、何とかしたいとの思いで当院に来られたのです。

前の歯科医院を受診した理由は、「歯に物がはさまる」という症状で、当初は痛みがなかったそうです。それなのに、銀の詰め物を外して根管治療を行ったら、その後、痛みが出てきてしまい結局、半年間通っても症状が改善しないとのことでした。どうやら前の歯科医院の中でも担当医が次々と変わり、たらい回しになっていた様子でした。

痛みの原因としては、銀の詰め物を外して根管治療を行った際に、歯の根管に根管充填材がきちんと入っておらず、隙間に細菌が入り込んでしまったということなどが考えられました。

そもそも最初から、痛みがない歯に根管治療を行う必要があったのかも疑問です。残念ながら当院に来られた段階ではもはや手遅れで、エミさんは抜歯せざるを得ませんでした。

そのことをご説明すると、エミさんは、

「悔しい、どうして痛くなかった歯を抜かなければならないんでしょうか」

と涙ながらに語っておられ、私も本当に苦しい思いをしました。

本来ならば抜かなくてよい歯を、誤った診断や治療の未熟さによって抜かざるを得なくなっているのが実情です。先述のとおり、抜歯全体のうち「むし歯」と「破折」を合計した割合は47％に達します。**正確な根管治療の知識と技術があれば、この割合をもっと減らすことができ、患者さんの歯を1本でも多く残すことができる**のです。

歯を残す最後の砦が根管治療

私たちが日常的に口にする「むし歯」という症状ですが、いったいどのような状態を指すのでしょうか。

私たちの口の中には、常にたくさんの細菌が存在しています。こうした細菌を口腔《こうくう》内常在菌《ないじょうざいきん》と呼びますが、この口腔内常在菌の中に、むし歯の原因となる菌（原因菌）が複数存在しています。原因菌は、私たちが毎日の食生活で摂取する食べ物や飲み物の中に含まれている糖分を餌にして酸を作り出します。

この酸によって歯が溶けてしまった状態を「むし歯」と呼ぶのです。

むし歯ができる過程をもう少し細かく見ていきましょう。

口腔内常在菌の中でも、むし歯の発生と密接な関係があるのが「ミュータンス菌」です。

ミュータンス菌は、私たちの食事で口の中に入ってくる糖分を栄養源にして増殖していくのですが、その際にグルカンという糊《のり》のような物質を生成して、歯に付着するのです。いったんグルカンが歯に付着すると、次々とそこに細菌が付着していき、細菌の集合体をつくります。これがプラーク（歯垢《しこう》）と呼ばれる、歯の表面につく白い汚れです。

プラークが歯の表面に付着したまま放置しておくと、その中で細菌が糖分を取り込んで乳酸を形成します。そうするとプラーク内が酸性になりますので、接触している歯の表面のエナメル質が酸によって溶けてしまいます。

歯が溶ける状態を放置しておくと、歯に穴があいてしまいます。これが「むし歯」と呼ばれる状態なのです。

むし歯の進行
（C_1 から C_4）

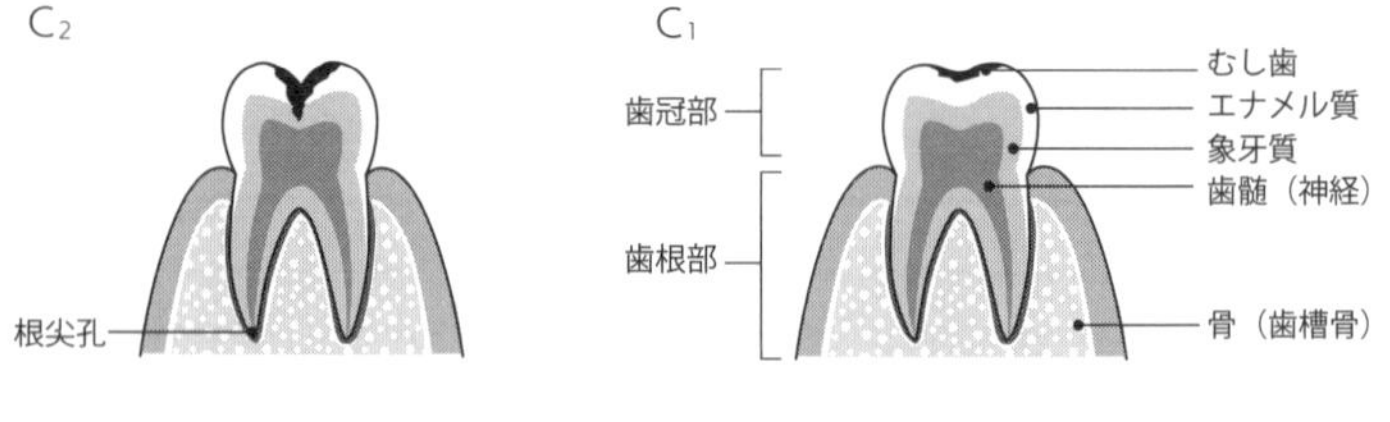

子供の頃に「甘いものを食べるとむし歯になる」と教わったかと思います。それは、糖分が細菌の栄養源となり、プラーク内の酸化を促進するので、むし歯になりやすいという意味なのです。

ここで、むし歯が進行する度合いについても触れておきます。

歯は大まかに言って、外側から順に「エナメル質」「象牙《ぞうげ》質《しつ》」「歯髄《しずい》（歯の神経や血管）」というように形成されています。言い換えると、いちばん内側にある歯髄を、象牙質がくるんでいて、さらに一番外側をエナメル質が覆っているという形になります。

むし歯になると、外側のエナメル質から順番に酸によって穴があいていきます。歯科の治療現場では、むし歯の進行を表すのに「C_0」から「C_4」までの5段階のステージで表します。（図参照）

C_3

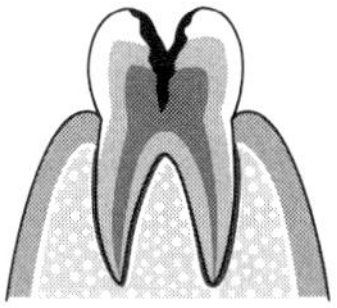

C_4

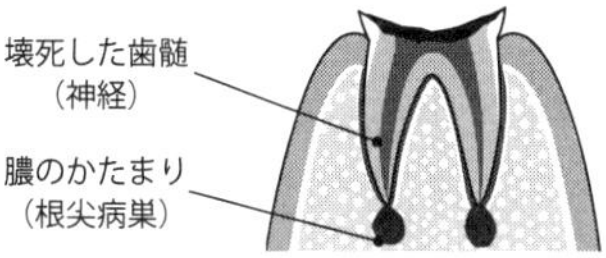

「C_0」は、一番初期の段階で、「初期むし歯」と呼ばれます。むし歯になる手前の状態で、歯の表面にはまだ穴があいていないため、痛みなどの自覚症状がない段階です。ただ、歯の表面が薄い茶色で濁《にご》ったりという症状は出ています。

「C_1」は、歯の表面にあるエナメル質に穴があいてしまった状態です。むし歯もまだ限られた範囲であり、患者さんが痛みを感じていないケースもあります。いずれにしても、このC_1から先のステージは、歯科治療が必要な段階であることは確かです。

「C_2」は、エナメル質に完全に穴があいてしまい、さらにその内部にある象牙質までむし歯が進行した状態です。C_2の段階になると、冷たいものがしみたり、食べるときに痛みを感じたりといった自覚症状が出ますので、この段階で患者さんが歯科医院を受診されることも多くあります。むし歯の部分を削り取って、そこに金属やセラミック、あるいはコンポジットレジン（セラミック粒子とプラスチックの複合材料）などといった歯科用修復材を充填する治療を行います。むし歯の範囲はまだ限られていますので、きちんと治療をすれば、歯の機能がそれほど低下することはありません。

「C_3」は、象牙質にも穴があき、内部の歯髄までむし歯が達した状態です。C_3になると患者さんもかなりの痛みを感じている場合がほとんどです。むし歯に侵された歯髄をきれいに取り除き、空洞になった根管内に充填材を詰める。そして歯の表面にもクラウンなどの被せ物をするという、大掛かりな治療になります。この**C_3の段階で行うのが「根管治療」**なのです。

「C_4」は、むし歯の最終ステージです。歯ぐきから表面に出ている歯冠部《しかんぶ》がほとんど崩壊して、歯根《しこん》だけが残っている状態です。C_4になると根管治療も不可能です。全身に悪影響を及ぼすおそれがあるので、ほとんどの場合は抜歯をします。

しかし、他院でC_4の段階と診断されても、その歯を当院で残せる場合があります。第3章で詳しくご紹介します。

これがむし歯の進行を表す5つのステージです。

私の専門としている根管治療は、C_3の段階で行われるものです。その次のC_4に至ってしまうと通常は抜歯しか手立てはありませんので、**根管治療が「歯を残せるかどうかの最後の砦」**だという意味がお分かりいただけたかと思います。

日本人の7割以上が「歯周病」

むし歯と並ぶ歯の「二大疾患」であり、抜歯に至る原因の37・1％を占める「歯周病」についても少し解説をしておきましょう。

歯周病とは、歯を支える骨（歯槽骨《しそうこつ》）や、歯肉（歯ぐき）などが、歯周病菌に侵されてしまう病気のことを指します。いわゆる「歯槽膿漏《しそうのうろう》」は、重度の歯周病の状態のことを指します。

歯周病は、歯肉に炎症を起こす「歯肉炎」から始まります。歯肉の炎症だけなら、きちんと歯磨きを行えば、2週間程度で改善されることがほとんどです。

健康な状態の歯肉は、ピンク色で引き締まっていますが、歯周病になると歯肉が赤くなり、ぶよぶよと腫れて、膿が出る場合もあります。

そして歯肉炎が進行すると、歯周組織にも炎症が及んだ「歯周炎」となります。歯の根の表面にあるセメント質と、歯を支える歯槽骨との間には「歯根膜《しこんまく》」という線維《せんい》で繋がっていて、歯が骨から抜け落ちないように支えています。この歯根膜などの歯周組織が歯周病によって壊されると、最終的に歯が抜け落ちてしまうのです。

歯周病の初期は、はっきりした自覚症状がないことも多く、むし歯のように痛みが出ることも少ないので、患者さんは歯科医院を受診しようとは思わないでしょう。その結果、静かに症状が進行して、気が付いたときには抜歯せざるを得なくなっていた、というケースもあるので注意が必要です。

歯周病の起きるメカニズムを簡単に説明します。

むし歯の原因であったプラークが歯周病にも関係してきます。むし歯の原因菌は糖分を栄養源としますが、歯周病菌はタンパク質やアミノ酸を栄養源にして増殖します。そして、むし歯の場合は歯の表面から、歯そのものを壊していきます。一方、歯周病の場合は歯そのものではなく、歯を支える歯周組織を壊すのです。なぜこのような違いが生まれるかというと、むし歯の原因菌であるミュータンス菌が空気を好む「好《こう》気性菌《きせいきん》」であるのに対し、歯周病菌は「嫌気性菌《けんきせいきん》」といって空気を嫌う性質があるからです。

そのため、むし歯は歯の表面から起こりますが、歯周病菌は空気の届きにくい、歯と歯ぐきの間の「歯肉溝《しにくこう》」と呼ばれる1～2ミリほどの溝の中に向かって進行するのです。歯肉溝に溜まったプラークは、やがて唾液の中のカルシウムと結合して、固い「歯石《しせき》」を形成していきます。こうなると通常の歯磨きでは除去が困難になっていきます。歯肉溝の中でプラークや歯石が増えて、さらに深くなった溝のことを「歯周ポケット」といいます。

歯周ポケットが5ミリ程度に達すると、歯がぐらつく、歯の根元が見える、口臭が出るなどの自覚症状が出てくるのですが、この段階では歯周病はかなり進行しているといえるので、早急な治療が必要となります。

厚生労働省が実施した「歯科疾患実態調査」（2016年）で、歯周病に特徴的な症状（歯周ポケットがある、歯石がある等）のある人の割合を調べたところ、35～59歳の約7割が当てはまりました。また60歳以上で歯を失ってしまう人が増えるため割合としては減るものの、歯のある人だけでみればやはり7割以上が歯周病に特徴的な症状を有していたのです。

「日本人の7割が歯周病」という現実があるからこそ、抜歯の原因の37・1%が歯周病であるというのも、もっともな数字といえるでしょう。

歯と全身はつながっている

なぜ、自分の歯を残すことが大事なのでしょうか。それは、健康な歯を維持することが、全身の健康を守ることに直結するからなのです。

アメリカは日本の皆保険制度と違い自費診療がメインの国ですから、きちんとした歯科治療を受けようと思うと高額になります。そのため、経済的に裕福でない階層の人々は、むし歯などで歯が悪くなってもなかなか歯科医院にかからないため、病状が悪化しがちという現実があります。

先日、アメリカで発行されている根管治療の専門誌に、こんな記事が出ていました。

12歳の男の子が、むし歯を治療しないでいたところ、脳梗塞になって亡くなってしまったというのです。同じ記事では24歳と26歳の男性が、やはりむし歯から脳梗塞になって亡くなったと記されていました。

「歯が悪いことと、脳梗塞に何の関係があるのか？」と疑問に思う方もいらっしゃるでしょう。

しかし、歯と全身は密接につながっているのです。


歯の表面にはエナメル質があり、その内側には象牙質があります。さらにその内側、一番奥には歯髄があります。

この歯髄には、毛細血管が通っています。人間の身体中を通っている血管をすべて合わせると、約10万キロメートルに達します。地球の円周が約4万キロメートルですから、地球2周半分もの長さの血管が、私たちの身体のすみずみまで行きわたっているのです。当然、血管は歯の内部の歯髄や、歯肉にも張り巡らされています。

むし歯がどんどん進行すると、歯髄を通して細菌が血液の通り道である血管にまで入り込みます。また歯周病も進行すると、同様に歯周病菌が歯肉の血管へと入り込んでしまうことがあるのです。

細菌が歯や歯肉の血管から全身を巡り、そして血管を通じて、脳や心臓、その他の臓器へたどり着けば、その先で何らかの炎症を起こすといった悪影響があることは想像に難くありません。

先のアメリカの専門誌での事例は、放置したむし歯の細菌が血流にのって脳に達し、脳梗塞の原因となったという考察をしていました。私が行う根管治療では、むし歯に侵された歯髄をきれいに取り除いた後、充填材を隙間がないようにきちんと詰めることを大事にしています。歯髄を取り除いた後の管を通じて、歯と体内との間で細菌が出入りしないように、その通り道を塞ぐのです。

せっかく根管治療をしたとしても、最後に通り道をきちんと塞いでおかないと、治療した歯の予後が悪化する事態を招いてしまいます。歯から全身に細菌が回る恐れもありますし、逆に身体の側から歯に流れ込んでくる血液を栄養分にして細菌が繁殖するという場合もあるからです。根管治療については第3章で詳しく説明します。

さて、私が実際に診療した患者さんの中にも、歯の治療をしたところ、それまで悩んでいた皮膚病が改善した、という症例がありました。

その患者さんはむし歯の治療で来院されました。すでにむし歯は歯髄に達していたので、根管治療をすることにしましたが、診査の中で様々なお話を聞くうちに、手のひらや足の裏にぼつぼつと小さな水ぶくれができる症状に悩んでいることがわかりました。

皮膚科では、「金属アレルギーではないか」と言われたそうですが、よくなったと思ったらまたしばらくして水ぶくれができたりということを繰り返していました。実際には、金属アレルギーというよりは、「掌蹠膿疱症《しょうせきのうほうしょう》（膿《うみ》が溜まった膿疱《のうほう》と呼ばれる皮疹が、手のひらや足の裏にたくさんできる病気）」の疑いがありました。

そこで私は根管治療を行い、歯髄に達したむし歯や感染した歯髄をきれいに取り除いてあとの根を塞ぎ、治療を終えました。

そしてしばらく経って、予後を見るために来院されたその患者さんから、

「あれだけ悩んでいた掌蹠膿疱症が、先生のところでむし歯を治療してもらってから、全然出なくなったんです」

と喜びの声をお聞きしたのです。

実は私も長年の経験から、皮膚病だけでなく様々な全身疾患が、歯の治療を行った後に改善するケースを何度となく目の当たりにしてきました。

そのため、患者さんから「掌蹠膿疱症が治った」と聞かされたときも、「やはり、歯髄から何らかの細菌が体内に入っていたんだろうな」と納得したのです。

もちろん、すべての全身疾患の原因が歯にあるわけではありません。しかし、むし歯や歯周病から全身疾患につながる可能性があるならば、できる限り口腔内の細菌を減らす努力をして、体の中に入っていかないように治療をすべきでしょう。**本来、体内にいるはずのない細菌が歯から侵入するわけですから、何らかの悪影響を及ぼすと考えるのが自然**です。

私たちの歯と全身は、密接につながっているのです。

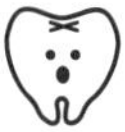

歯は様々な病気と関係がある

日本では医科と歯科は完全に分離していますが、むし歯や歯周病が全身疾患と関係していることがわかってきています。本来であれば、医師と歯科医師がきちんと連携し、全身を診ながら口の中の病気も治すことで、身体の他の部位の病気も治せる可能性が広がるはずなのです。

近年、歯周病の分野では歯と全身疾患との関係はかなり注目されており、研究も進んできました。

特に糖尿病、心筋梗塞や脳梗塞、誤嚥性肺炎などを引き起こす原因の一つとして、歯周病の存在がクローズアップされているのです。

歯周病によって増殖した歯周病菌、または歯肉が炎症を起こした際に生じる「炎症性物質（炎症性サイトカイン）」が、歯肉内の毛細血管から全身に回り、その先で悪影響を及ぼすというメカニズムは同じです。

「こうした炎症性物質が歯肉の血管から入り込んで血流を通じて各臓器にたどりつくことがわかっています。また、歯肉の血管からは歯周病菌や歯周病菌が持つ『LPS』という毒素も入り込みます。*P.g* 菌（歯周病菌の一種）が持つ『ジンジパイン』というタンパク質分解酵素は、細菌などの脳への侵入を遮断する『血液脳関門《けつえきのうかんもん》』をも通過し、アルツハイマー病悪化の引き金の一つになる可能性が示されています」（日

本歯周病学会・日本臨床歯周病学会編『続・日本人はこうして歯を失っていく』朝日新聞出版）

日本歯周病学会や日本臨床歯周病学会はこのような問題意識から医学界との連携を進めており、特に糖尿病の分野では共同で治療や研究にあたることも増えてきています。

糖尿病は、膵臓《すいぞう》から分泌されるインスリンの働きが阻害され、血液中のブドウ糖（血糖）が処理できなくなってしまう病気です。血糖値が上がると、血管壁に多大な負担がかかり、全身の血管がボロボロになっていってしまうのです。

歯周病菌の影響で作り出される炎症性物質である「炎症性サイトカイン」が、インスリンによる血糖の処理を妨げ、糖尿病の悪化を招いてしまうことがわかっています。

脳梗塞や心筋梗塞は、血管が詰まることによって起きる疾患で、いずれも発症する

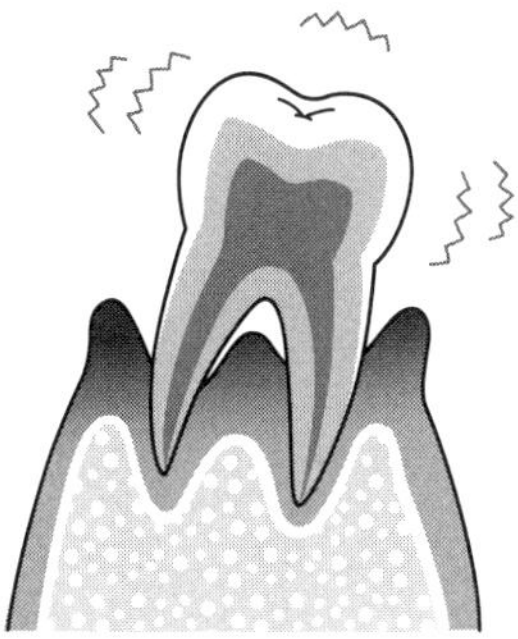

歯周病の状態の歯

と部位によっては生命に直結する重篤《じゅうとく》な事態となります。

血管内に入った歯周病菌や炎症性物質が、血管壁に付着・蓄積することで血管を細めてしまいます。細くなった血管は血栓が生じやすくなりますので、それが動脈硬化疾患の引き金となるのです。

また近年、高齢者の死亡原因として取り上げられているのが「誤嚥性肺炎《ごえんせいはいえん》」です。誤嚥性肺炎については第5章でも解説しますが、「誤嚥《ごえん》」とは、物を飲み込む嚥下《えんげ》機能《きのう》が衰えることで、本来なら口から食道へ入るべきものが誤って気管に入ってしまうことを指します。

誤嚥によって食べ物や唾液などと一緒に細菌が気道に入り、その菌が肺の中で繁殖すると誤嚥性肺炎が引き起こされるのです。そして、誤嚥性肺炎を引き起こす細菌の中には歯周病菌が含まれることもわかってきています。

ここでは代表的なものを挙げましたが、歯周病菌との関連が指摘される疾患にはその他にも、早産や低体重児出産、関節リウマチ、腎臓病、骨粗鬆症《こつそしょうしょう》、さらには癌《がん》との関連も指摘されています。

自分の歯を守ることは、口の中だけにとどまらず、全身の健康、そして生命にも直結するということを覚えておいていただきたいのです。

歯の本数が多い人は認知症になりにくい

厚生労働省が発表した２０２０年の日本人の平均寿命は、女性が８７・７４歳、男性が８１・６４歳と、ともに過去最高を更新しました。日本は、世界でもトップクラスの長寿国であることは皆さんもよくご存じのことと思います。

しかし、長寿であることがイコール「健康」あるいは「元気」というわけではありません。認知症のため自らの意思がコントロールできない状態だったり、あるいは寝たきり状態ならば、「健康」とは言い難いでしょう。

２０００年に、国連の世界保健機関（ＷＨＯ）が、平均寿命から日常的・継続的な医療・介護に依存して生きる期間を差し引いた「健康寿命」を提唱しました。簡単に言えば、健康寿命は、介護の必要がなく健康的に日常生活が送れる期間を示したものです。これを受け、厚生労働省が掲げる「健康日本21」（21世紀において日本に住む一人ひとりの健康を実現するための、新しい考え方による国民健康づくり運動）では、「健康寿命の延伸」を目的に様々な施策を行っています。健康寿命を延ばすことで、日本が迎えている高齢化社会を、より活発でポジティブなものに変えようとしているのです。

日本人の健康寿命はいくつぐらいだと思いますか？

厚生労働省では、3年ごとに健康寿命の数値を公表していますが、２０２１年12月20日に公表した数値は、女性が７５・３８歳、男性が７２・６８歳です。

年度は異なりますが、最新の平均寿命（２０２０年）から、この健康寿命を引いて、どの程度の差が生じるのかを確認してみます。（右下の図を参照）

女性 :87.74－75.38＝**12.36年**

男性 :81.64－72.68＝**8.96年**

このように、女性では約12年、男性でも約9年という時間差が生じています。つまりこれだけの期間、健康上の問題を抱えた状態で生活することを余儀なくされているのが、日本の平均的な高齢者像ということになるわけです。

さて、皆さんは「８０２０（ハチマルニイマル）運動」という言葉を聞いたことがあるでしょうか？

これは「80歳になっても20本以上、自分の歯を保とう」という意味の標語で、１９８９年より厚生省（当時）と日本歯科医師会が推進を始めたキャンペーンです。

20本以上、自分の歯が残っていれば、日常的な食生活に不自由することはあまりないと考えられます。食事は単に栄養を摂取するだけでなく、誰かと一緒に楽しんだりする社交の機会でもあり、生活に彩りを与えてくれるものです。健康な歯が残っているならば、人前でおしゃべりをすることも問題ありません。自分の歯で食べられる楽しみがあれば、生活全般の満足度も上がるでしょう。

逆に、自分の歯が残っていないということは、満足な食事がとれず栄養不足に陥ったり、あるいは外食や人との会食の機会が減って自宅に閉じこもりがちになるなど、健康的な生活が送れなくなるリスクに直結します。

また、残存歯《ざんぞんし》（口の中に残っている歯のこと）の数が認知症と関係しているという研究もあります。

東北大学大学院の研究で、70歳以上の高齢者を対象に、認知症ではない人と、認知症の疑いがある人とで、残存歯の数を比較した調査がありました。

そこで、認知症ではない高齢者の残存歯数が平均14・9本だったのに対し、認知症の疑いがある高齢者の残存歯数は9・4本でした。健康な脳の高齢者と、認知症の高齢者とでは、残存歯の数に5本以上の差があったのです。

自分の歯で噛むという行為は、脳に刺激を与えます。三恵歯科医院の患者さんに、書道の先生をしているご高齢の女性がいます。その方は歯を失った場所にインプラントを入れました。そのことで噛み合わせが改善し、ご本人も「ギュッと噛めるようになった」と喜んでいたのです。

しばらくすると、単によく噛めるようになっただけでなく、

「自宅の階段を手すりを使わなくても登れるようになった」

「書道のときも昔のようにピシッとした線が書けるようになった」

などなど、全身の運動機能が回復して、とても充実した日々を送れるようになったとおっしゃっています。

「噛む」ということは、脳を活性化させるのみならず、心身の健康にもつながるのです。

歯を守ってQOL（クオリティ・オブ・ライフ）を保とう

私が専門としている根管治療は、自分の歯を残せるかどうかの「最後の砦」です。むし歯に侵された歯髄をきれいに取り除き、きちんと根尖に栓をすることで、抜歯を防ぐのみならず予後も安定した形で自分の歯を残すことができるのです。根管治療は目に見えない歯の内部を扱う技術だからこそ、きちんとした処置がなされているかどうかがわかりにくい分野です。

不十分な根管治療をした歯は、再び根管内で細菌が増殖してしまうため、予後も思わしくないケースがほとんどです。そうなると、歯科医師は抜歯をすすめてきます。抜歯の方が技術的にも難易度は低く、痛みなどの症状は消えますし、なおかつインプラントのような次の治療につなげられるからです。

しかし、それが本当に患者さんのためになるのでしょうか？

そして患者さんの立場からも、それで本当にご自身のためになるのでしょうか？

ご自身が健康で充実した人生を歩むことにつながるのでしょうか？

時間をかけた根管治療を自費診療で行うとしたら、治療費は十数万円かかるケースが多いでしょう。一方、根管治療を保険診療で行った場合は数千円です。治療費だけを比較すれば、あえて十数万円払って自費診療で根管治療を受ける人は、よほどの裕福な人か物好きな人に限られます。

しかし、正しい根管治療を受けることで自分の歯を長く持たせられる、という事実を加味して考えてみてください。

ＱＯＬ（クオリティ・オブ・ライフ）は「生命の質」「生活の質」などと訳されますが、「よりよく生きる」「その人らしく充実した生活を送る」ことを意味しています。自分の歯を長く残して、健康寿命を保ち、ＱＯＬを保つ費用としては、決して高くはないと私は考えます。

「抜歯したらインプラントを入れればいい」

そういうお考えもあるでしょう。しかし既に触れたように、**インプラントは20万円**

から40万円程度が相場です。根管治療を自費診療で受けるよりも高額になります。

なおかつ、高齢になってくると、インプラントを支える土台の骨も弱くなることがあります。すると「脱離《だつり》」といって、インプラントが抜けてしまう現象が起こる場合もありますので、歯科医師の適切な診断を受け、定期的な検査を行うことが必要となります。

仮に60歳で正しい根管治療を受けて、自分の歯を10年残せたとします。すると70歳で抜歯することになっても、そこから義歯やインプラントに移行することもできるわけです。医学的な処置を行う余地が、もうワンクッションあるのです。

「人生100年時代」と世間では華々しく謳《うた》われています。しかし、健康寿命が延びて、ＱＯＬが満たされた時間を送るのでなければ、人生の楽しみは半減してしまうでしょう。そして**健康寿命を延ばすために不可欠なのが、「自分の歯を残す」ということ**なのです。

残念ながら多くの歯科医師は、保険診療の制約に縛られて、患者さんの歯を残すための治療に時間と労力を割けないのが現実です。また、医科と歯科の間にはまだまだ壁がありますから、歯から全身疾患へと至ってしまう危険性についても、周知されているとは言い難い状況なのです。

患者さんご自身が、「自分の歯と健康は自分で守る」という強い意識をもって、歯科治療に主体的に臨んでいただくことで、自分の健康寿命を延ばすことができる。このことをぜひ覚えておいてください。

コラム　インタビュー❷

柏井《かしわい》　伸子《のぶこ》先生

（歯科衛生士、口腔科学修士、有限会社ハグクリエイション代表）

歯周病で歯を失わないために

ここで、歯科衛生士の柏井伸子先生にお話を伺います。柏井先生のご専門は口腔内外感染管理で、書籍のご執筆や、各地での講演活動など多岐にわたってご活躍中です。私の医院でもインプラント患者さんのメインテナンス以外にも、治療器具の洗浄や消毒、滅菌《めっきん》といった感染管理全般について定期的にご指導いただいております。今回は特に口の中の感染症である歯周病と全身疾患の関係についてお聞きしました。（聞き手・筆者）

――世界的な新型コロナウイルス感染拡大に伴って、柏井先生がご専門とされている感染管理の分野へのニーズも高まってきているのではないかと思います。

柏井：新型コロナウイルス感染症については、既に口腔内からのウイルスの体内侵入経路という部分も解明されつつあり、口腔衛生が予防に繫がると考えるようになってきました。摂食嚥下《せっしょくえんげ》の入口である口腔は、良いものも悪いものにとっても入口となるということですね。

――柏井先生のご専門は、口の外の感染管理と、口の中の感染管理と、両方の分野にわたっておられますね。

柏井：はい。口の外というのは、主に歯科医院での環境や器材の取り扱い方に関する感染管理です。歯科治療で使う器材の、洗浄・消毒・滅菌・保管という〝器材処理〟のプロセスなどを扱っています。そして口の中の感染症とは、主に歯周病についてですね。

――早速ですが、歯周病と全身疾患の関係についてお聞きしたいと思います。歯周病が歯のためによくないのは当然なのですが、近年、口の中だけでなく全身の疾患にも関係があるという研究がなされていますよね。

柏井：おっしゃる通りです。特に近年、研究が進んでいるのが、糖尿病と歯周病との関係です。現在、糖尿病は世界的な問題になりつつありますが、歯周病の治療をすると糖尿病の症状が改善することがわかってきました。日本人の糖尿病患者を対象とした研究で、歯周病を併発している患者に歯周病治療を実施してその前後を比較すると、歯周病の治療後の患者は血糖値の指標（HbA1c）が明らかに改善していたことがわかっています。

――そうですか。糖尿病と歯周病との関係は、臨床の医師の経験則だけではなく、研究の上でも明らかになってきているのですね。

柏井：そうです。そのため最近では、日本糖尿病学会が発行している『糖尿病手帳』にも、歯周病に関するチェック項目が記載されるようになりました。しかも、改定される度にチェック項目が増えている（笑）。糖尿病や循環器系の医師たちの間で、歯周病をケアする重要性が認識されている表れですね。糖尿病の患者指導でも、歯科医院へ行っているかどうかをチェックするというアセスメント（聞き取り）を重要視するようになっています。

――歯周病の治療をすると血糖値が改善することがわかってきたと。逆に、血糖値がよくなれば歯周病が改善するということもあるのでしょうか？

柏井：今のところ双方向での関係は確認されていません。つまり、歯周病が良くなれば血糖値はよくなりますが、血糖値がよくなっても歯周病原菌が口の中に存在していれば、歯周病は治らない。現段階でわかっているのは、一方通行の関係のみです。

――糖尿病だけでなく、そのほかの全身疾患についても、歯周病との関係が少しずつわかってきていますね。主にどんな疾患がありますか？

柏井：例えば高血圧の患者さんも、歯周病の治療を行うと血圧が安定することがわかってきています。心筋梗塞や脳梗塞も、歯周病にかかっている人はそうでない人と比べて、これらの病気にかかるリスクが高いことがわかっています。口の中にいる歯周病菌が何らかの形で血管に入ると、血流にのって全身に流れていきます。そして、どこかで血管が狭くなっているところがあると、そこで増殖して病原菌の塊をつくってしまうのです。すると、その場所に血栓ができ、脳梗塞や心筋梗塞などの重篤《じゅうとく》な病気につながることもあるわけです。

――だからこそ、歯周病原菌自体を減らすことができれば、全身疾患をかなり抑えて、健康な状態を維持することが可能だということなのですね。

柏井：また、新型コロナでも話題になった「サイトカインストーム」という人体の反応があります。

――サイトカインとは、主に免疫性細胞から分泌されるタンパク質のことですね。感染症や薬剤投与などの要因によって、血中サイトカインが異常上昇を起こし、その結果として引き起こされるショック症状をサイトカインストームと呼びます。

柏井：サイトカインには善玉と悪玉があるのですが、悪玉の反応が炎症性のサイトカインになります。歯周病患者の場合、悪玉の炎症性サイトカインが突出して増えてしまう、ということも観察されているのです。

――誰の口の中にも、たくさんの細菌がいます。口の中の細菌が、身体に悪影響を与えるかどうかの差というのは、何によって起こるのでしょう？

柏井：様々な要因が考えられます。例えば唾液の質や量であったり生活習慣などは、皆さん違います。同じ患者さんでも、歯周病の症状は全く問題なく過ごしていたのに、ある日突然ドカンと歯ぐきが腫れて出血したりすることもあります。ストレスや疲労など何らかの影響で免疫力が落ちていると、炎症性サイトカインに対抗しきれなくなって、症状が表面化してしまうのでしょう。

また、口腔ケアをするかどうかで誤嚥性肺炎の発症率が違ってくることも、特別養護老人ホームの入所者を対象にした調査からわかっています。最近ではICU（集中治療室）に入院されている患者さんに、歯科衛生士が口腔ケアを行うと、入院日数が短くなるという統計も出ているのです。ICUの患者さんは、ずっと横になっていて刺激も少なく、唾液の分泌量が少なくなりますから、口腔内に歯周病原菌が増殖しやすい環境なのです。

――口腔内の環境と、全身の健康がいかに強く関係しているかがよくわかります。健康な方でも、日常的に口の中をきれいに保つ習慣がある方が健康寿命を延ばすことにつながるでしょう。それでは、口の中をきれいに保つには、一般的な歯磨きのほかに、どのようなことに注意すればいいのでしょうか？

柏井：もちろん、ご自身で毎日行うセルフケアが重要になります。毎日3回、食後にしっかり歯磨きしていただくのは大前提ですが、残念ながら歯周病予防にはそれだけでは不十分です。歯と歯ぐきの際にある「歯肉溝」は、健康な方でも1ミリ程度ありますが、歯周病になるとこの溝がどんどん深くなり、「歯周ポケット」が形成されます。そして、歯周ポケットの中に入り込んだ汚れは、セルフケアでは取れません。自分でとれない歯周ポケット内の汚れは歯科医院でのクリーニングで除去する。そうすることで、口の中を健康な状態で維持することができます。

――歯科医院でのクリーニングは、どのくらいの頻度で通うのがいいのでしょうか？

柏井：理想を言えば、3～4カ月に1回は歯科医院でクリーニングをしていただきたいところです。歯周ポケット内の汚れは、きれいにしても3カ月から4カ月で再生してきてしまうので、繰り返し除去することが必要になります。

――そのほかに、生活習慣などで歯周病予防のために大事な点はありますか。

柏井：最も重要なのは禁煙することです。そもそも、喫煙という行為自体が身体にとって危険因子です。また血管への影響を考えても、タバコを吸ってニコチンが体内に入ると、その反応で毛細血管が収縮します。血管自体が細くなり血流も少なくなります。すると、細菌が出す悪いもの、炎症性サイトカインなどが、血管内にどんどん溜まることにつながります。喫煙すると歯ぐきの質も変わってきて、線維質のカチカチした固い歯ぐきになってしまいます。ですから歯科衛生士であれば、患者さんの歯ぐきを診せていただければ禁煙できているかどうかすぐわかります。そのくらい歯ぐきには影響が如実に出るのです。

――一般の方々の間にも、「歯周病に気をつけよう」という意識はだいぶん広まったように思いますが、そのあたりはどうお考えですか？

柏井：日本人は外国と比較して、非常によく歯磨きをする民族です。そのこと自体は素晴らしいのですが、果たして正しく磨けているのか、という問題があります。また先ほども話があったように、歯周病の原因である歯周ポケット内の汚れは、歯磨きではとれませんので……。

――歯磨きをきちんとしているから大丈夫、というわけではないと。

柏井：さらに、いま日本は超高齢社会になりました。皆さん歯のお手入れに気を遣って、自分の歯を残そうという意識はあります。でも歯が残ったとしても、歯周病の状態の歯が残ってしまったらどうなるか。歯周病になると歯ぐきが下がって、もともと隠れていた歯の根のセメント質が露出してしまいます。セメント質はそれほど丈夫ではないので、むし歯にもなりやすいですし、不適切な強い力で歯磨きしただけでもすり減ってしまうのです。すると「根面《こんめん》カリエス」という、歯の根っこのむし歯を引き起こす原因となります。

――よかれと思って歯磨きをしただけで、歯が痛んでしまうのですね。

柏井：だからこそ、定期的に歯科医院を訪れ、しっかり指導を受けていただきたいと思います。歯科衛生士は患者さん一人ひとりに合わせたケアを考えますので。プロのケアをきちんと受けていくことが、長寿社会で自分の歯を残すためには必須だといえるでしょう。

第 3 章

根管治療《こんかんちりょう》で自分の歯を残せる！

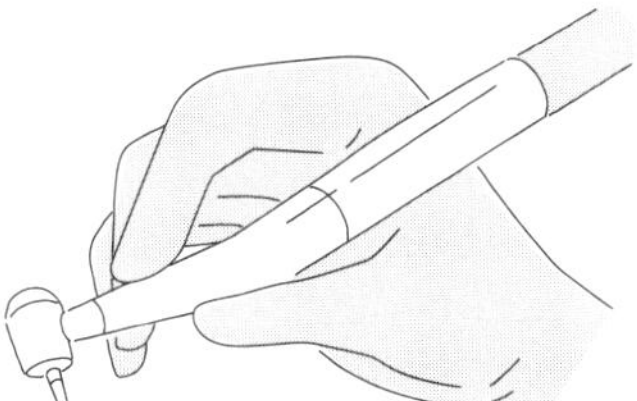

根《こん》管《かん》治《ち》療《りょう》の正しい知識を知っておこう

ここからは、私の専門領域である「根管治療」について、より詳しく説明していきます。

根管治療とは何か。

どんな症状の患者さんに根管治療が必要なのか。

根管治療で自分の歯を残すことができるのはなぜか。

そして、正しい根管治療を行うために必要な条件とは何か。

こうした点について述べていきたいと思います。

第2章でも触れましたが、むし歯の進行には、C_0からC_4まで5段階のステージがあります。簡単におさらいしておきましょう。

C_0はむし歯になる手前の「初期むし歯」という状態で、歯にはまだ穴があいておらず、表面が薄い茶色で濁《にご》ったりという症状はありますが、まだ痛みがないことがほとんどです。

C_1は、歯の表面にあるエナメル質に穴があいてしまった状態です。C_2は、エナメル質に完全に穴があいて内部の象牙質《ぞうげしつ》までむし歯が進行してしまい、患者さんもしみたり痛みを感じるようになります。

そしてC_3になると、象牙質にも穴があいて、内部の歯髄《しずい》（歯の神経や血管）にまでむし歯が達してしまっています。この段階では、患者さんはかなりの苦痛を感じています。歯がズキズキと痛んで夜も眠れない、食事の時に物が噛《か》めない、熱いものがしみる……。ここまでくると耐えきれなくなり、これまで治療をせずに放置していた人でも歯科医院に駆け込んでくるでしょう。

なぜ歯髄にむし歯が達するとここまでひどい痛みになるのでしょうか。

人間の体は、細菌が入り込むと防衛反応としてその箇所が炎症を起こして腫《は》れるようになっています。しかし、歯の中にある歯髄は、周囲を硬い象牙質で囲まれているため、腫れることができません。圧力が歯の内部にこもってしまうため、耐え難い痛みに襲われるのです。

また、歯髄は構造的に弱い組織のため、細菌に感染すると「壊疽《えそ》」と呼ばれる腐敗した状態になります。歯の表面から進行したむし歯が歯髄に達すると、放っておけばそのまま根管《こんかん》を通じて歯根《しこん》（歯の根っこ）まで細菌が達してしまいます。歯根まで細菌に侵される頃には、むし歯もどんどん進行して、歯冠部《しかんぶ》の大部分が崩壊しているC4の段階に至っているので、ほとんどの場合は抜歯するしか手立てはありません。

そのため、C3の段階で根管治療を行って、歯を残す努力をすることが大事になるのです。

根管治療の「根管」とは、歯の内部で歯髄が通っている管のことを指します。歯髄は一般的に神経と呼ばれますが、正確には歯髄には神経だけでなく、血管やリンパ管なども集まっています。そのため歯髄は、歯に栄養や酸素を運ぶ役割も担っており、歯の象牙質などを形成するうえでも重要な存在なのです。

歯の表面にあるエナメル質、その内側にある象牙質もむし歯に侵され、それが歯髄にまで達してしまうと、激痛で苦しめられるだけでなく、そのまま放置すれば歯を失うことにつながります。

歯を残すためには、むし歯に侵された歯髄を取り除き痛みを取ります。歯髄が通る根管は、直径1ミリにも満たない非常に細い管で、かつ湾曲していることもあるので、細い器具を使って根管を少しずつ拡大しながら、歯髄を取り除きます。これを「抜髄《ばつずい》処置《しょち》」と呼びます。

ちなみに、歯髄が生きている状態の歯を「生活歯《せいかつし》」、反対に歯髄が壊死していたりすでに取り除かれている歯を「失活歯《しっかつし》」といいます。生活歯は、歯髄が生きているため、歯髄までむし歯が達すると痛みが生じますが、反対に失活歯はむし歯が進行しても痛みを感じない場合があります。とはいえ患者さんが痛みを感じなかったとしても、むし歯は進行していますので、治療が必要です。

さて、歯髄を取り除き、根管内をきれいに殺菌・洗浄すると、それでいったん歯の痛みはなくなります。しかし、それまで歯髄が通っていた根管は空洞になってしまいます。空洞のままにしておくと、根管が細菌の培地《ばいち》（細菌が繁殖しやすい環境）となる可能性があるのです。

そこで、**根管の空洞を充填材で密閉し、根管の細菌を繁殖させないようにするのが「根管充填《こんかんじゅうてん》」と呼ばれる処置です。**根管充填がきちんと行われていないと、細菌が入って別の病気を起こす原因となるため、空洞をしっかり密閉することがその歯の予後を左右します。

そして、この一連の処置を「根管治療」と呼びます。

歯髄は、歯に栄養を運んだり様々な刺激を感知するなど、歯にとって重要な組織です。例えば身体の他の組織なら、簡単に「神経を抜きましょう」などとは言わないはずです。にもかかわらず、一般の歯科医院では、いわゆる「神経を抜く」という治療が簡単に行われているのが実情です。

それほど重要な組織ですから、できれば生活歯のまま残すことが理想です。しかし、むし歯が進行して歯髄に達して痛みが出てしまうと、歯を残すための手段は根管治療しかありません。自分の歯を残すための最後の砦が根管治療であるのは、そうした意味からなのです。

根管治療の具体的な手順

根管治療について、もう少し細かく説明していきましょう。なおここでは便宜上、番号をふり順をおって説明していきますが、実際の治療では複数の作業を同時並行で行ったり、作業の順番が前後することもあります。

①診査・診断

どのような治療でもそうですが、最初に行うのは「診査・診断」です。

患者さんがどのような症状で苦しんでいるのか、どのような痛みがあるのか、それらを丁寧に聞き取っていきます。単純なことのようですが、先述した通り診療報酬制度の枠組みのなかで治療をしている日本の歯科医師には、時間をかけて患者さんの話を聞く時間的余裕がないことが多いです。しかしながら、きちんとした診査・診断ができなければ、後の治療計画を立てることができません。

まずは歯の状況を確認します。「問診」「視診」「画像診」という3つを用います。この3つの手法のそれぞれについては、後の項目で詳しく説明します。

いずれにしても、根管治療は歯の内部を扱うものであり、直接目で確認することのできない領域です。だからこそ、事前の診査、診断の精度が、治療の成否に大きく関わってくるのです。患者さんの状況に応じて、いくつかの手法を組み合わせて診査・診断を行います。

②抜髄処置《ばつずいしょち》

診断をして治療方針が固まれば、いよいよ根管治療を始めます。

まずは歯冠部のむし歯に侵されているエナメル質と象牙質を削り、歯髄のところまで穴をあけます。どのような根管治療でも、最初に表面部分を削る必要があるので、全く歯を削らないで治療を行うことはあり得ません。ただし、歯の表面を大きく削りすぎると、歯の耐久性が低下しますし、被せ物も大掛かりになりますので、予後もよくありません。「大きく削りすぎない」というのは根管治療を成功させるうえで重要なポイントとなります。

歯髄に達したら、「抜髄処置」に入ります。歯髄を取り除くと言っても、根管は直径1ミリ以下の非常に細い管です。そこで、根管の中に「ファイル」と呼ばれる、非常に細い針のような器具を挿入して、歯髄を外へかき出すのです。ファイルで歯髄を除去しながら、根管を拡大・形成していきます。

ファイルには3種類あり、形状によって、「リーマー」「Kファイル」「Hファイル」と分かれています。「リーマー」と「Kファイル」は細い針の部分がねじのようになっており、根管を拡大したり形成する際に用います。一方、「Hファイル」は針の部分がのこぎりのようなギザギザの刃になっていて、こちらは根管の形成に用いられます。

またファイルは、長さや太さにも違いがあります。治療する根管の形状に合わせて、適切な長さと太さのファイルを用いることが大切です。例えば根管に対して太すぎるファイルを用いてしまえば、根管を余計に拡大することになり、後の処置が困難になったり、あるいは器具が破折するといったリスクにつながるからです。

抜髄処置をしている最中、細菌を含んだ唾液や血液が根管内に混入するのを防ぐために用いられるのが「ラバーダム」という薄いゴム製のシートです。ラバーダムを歯に被せて、小さな穴をあけ、治療する歯だけ出るようにします。そうすると、唾液や血液の混入を防ぐバリアの役割を果たします。

③根尖確認《こんせんかくにん》

抜髄処置が終わったら、歯の根の先にある「根尖孔《こんせんこう》」を探す、「根尖確認」という作業を行います。根尖孔は直径0・5ミリ以下と非常に小さく、当然ながら肉眼では見えません。事前の診査である程度の根尖孔の位置はわかっていたとしても、実際に根管治療を始めてからでないと正確に確認できないことがほとんどです。ゆえに、根尖確認は経験がものをいうのです。

根尖孔は歯と骨内をつなぐ部分であり、歯髄を取り除いた根管をきれいに洗浄したとしても、お風呂の栓にあたる根尖孔をしっかり塞いでおかなければ、外側から血液や組織液が入ってきてしまうのです。

根尖確認がなぜ難しいかというと、肉眼で確認できないことに加え、歯根の形状によって根管の形や数も異なるからです。前歯の歯根は通常1本ですので、根尖孔も1つ見つければ支障ありません。しかし奥歯（大臼歯《だいきゅうし》）の歯根は複数あり、通常2〜3

本、多ければ4本以上の根管があるのです。しかも歯根は湾曲しており、角度によってはエックス線写真にも写らない歯根が見つかることもあります。

最初の段階での診査・診断が甘いと、本当は根管が4本あったのに、3本だと思い込んで治療を行い、残りの1本を手つかずのまま放置してしまう、といった事態も起こり得ます。

結果的に、根管治療が終わっても根管内に空洞を残すことになり、治療が終了したのに痛みが再発するなど、予後に問題を生じてしまいます。

さらに、根管《こんかん》の長さを測る作業「ワーキングレンス測定」も行います。

ここでも先ほど説明した「リーマー」「Kファイル」を用います。針の部分には小さなゴムのストッパーがついており、それを根管に差し込み、根尖まで到達したところで、ストッパーを歯冠の先端に合わせるのです。すると、針の先からストッパーまで

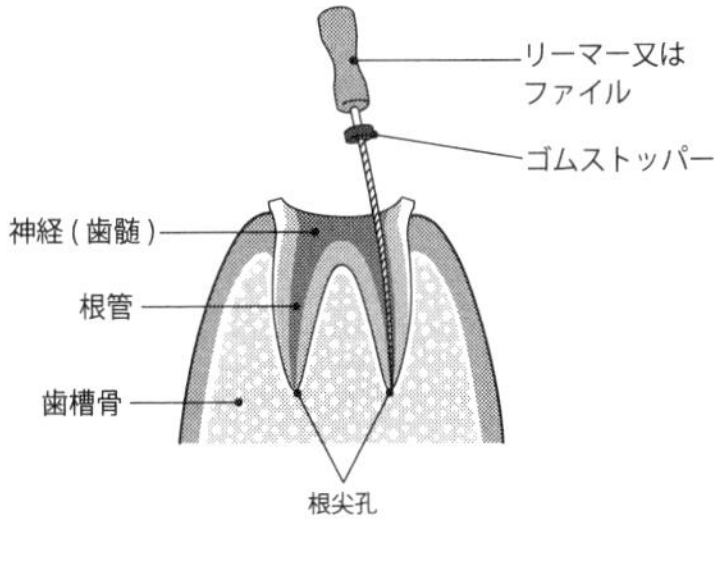

ファイルを根管に差し込んでいる状態

の長さイコール根管の長さとなるのです。

最近では高精度な測定器もあるので、より正確に長さを測定することができます。ワーキンググレンス測定で得られた根管の長さをもとに、根管形成に用いるファイルや、充填材の長さや太さを決めていきます。

根管の長さを正確に測定することは、治療の成否を決める大事なプロセスです。測定した長さが間違っていると何が起きるのでしょうか。仮に本来の根管の長さよりも長すぎるファイルを用いた場合、根尖から先にファイルが突き出し、歯の内側から外側へ通じる孔を拡大しすぎてしまうことになります。また、短すぎるファイルでは、根尖付近の歯髄が取り残される可能性があります。

ですから、根管の長さを正確に測るのは重要なのです。

私の場合は正確を期す意味で、器械によるワーキンググレンス測定と、エックス線写真によるダブルチェックで根管の長さを測っています。これはアメリカで習ったことでもあるのですが、長さを測るだけでは証拠が残らないため、トラブルが起こる可能性があります。そのため、後々にも証拠として残るエックス線写真を並行して撮影する必要があるのです。

しかし、ここまで正確に根管の長さを測定する歯科医師は少数派だと思います。根管治療の正確さに対する意識の違いと言えるかもしれません。

④根管形成

根尖孔が確認できたら、次に「根管形成」を行います。

歯髄を除去したあとの根管は空洞になっていますが、内壁がザラザラしていたり、著しく湾曲していたりすると、この後に充填材を詰めようとしても引っかかってしまいます。そこで、前準備として根管の形状を充填材の形に整える作業を行うのです。これが根管形成です。

根管形成は、先に挙げたファイルなどを用いて根管内部を削り、根尖を頂点とした長い円錐形《えんすいけい》に整えていきます。壁にペンキを塗る前にサンドペーパーをかけるようなイメージで、根管の内側のザラつきもそぎ落としていきます。

手でファイルを扱う場合もあれば、器械を使用し削ることもあります。

ここでも、根管を削りすぎると歯が薄くなり、予後に歯根の破折やパーフォレーション（削り過ぎて穴があくこと）などの事態を引き起こしますので、最小限にとどめることが求められます。一方、根管をあまりにも削らなすぎるのもよくありません。十分に根管が拡大できていないと、原因の取り残しまたは後の段階で充填材を根尖部まで入れることができず、根管内に空洞が残ってしまいますので、根管形成をおろそかにすることはできません。

適切な根管形成ができたなら、削りカスなどが残らないように根管内をきれいに洗浄・殺菌します。

⑤根管充填

根管形成と、根管内の洗浄・殺菌が終わると、「根管充填」という処置に入ります。根管治療の仕上げの段階です。

根管充填は、歯髄を取り除いて空洞となった根管に、「ガッタパーチャ」という充填材を詰めて、根管内を封鎖します。しっかり封鎖することで、根管に血液や組織液が入ってくることを防ぐのです。

ガッタパーチャはゴム状の根管充填材で、東南アジアなどにあるグッタの木から採取および精製をした樹脂を、細い爪楊枝のような形に加工したものです。

根管の太さに合ったガッタパーチャを選び、糊状のセメントを塗って、根の中に押し込んで詰めていきます。そして、あたかもお風呂に栓をするかのように、根尖孔をガッタパーチャで塞ぐのです。

根管は湾曲しており、先の方は骨の中に埋まっている状態なので、肉眼では確認できません。奥歯の場合はそれに加えて、作業の際に手が入りにくいという物理的制約もあります。

CTやエックス線の写真を見ながら、器具を使ってガッタパーチャを根管に詰めていきます。根尖孔までしっかりと隙間なく詰め込むには経験と技術が必要になります。

根管充填が不十分で、根尖部に空洞を残したままであったり、根尖孔がしっかり塞がれていないと、どうなるのでしょうか。

根尖部に空洞を残したままにしておくと、そこで細菌が繁殖してしまう可能性があります。さらに根尖孔が塞がれていないと、その孔から血液や組織液が中に入ってきてしまいます。細菌は血液や組織液を養分として増殖します。すなわち根管内が細菌の培地になるということなのです。

歯髄が細菌に感染したり、根尖部のわずかなスペースで細菌が繁殖して歯根・根尖

外部が病気になることを「根尖病巣《こんせんびょうそう》」と言いますが、多くの場合、根管治療で根管に空洞を残したり、根尖孔を塞ぎ切れていなかったり、患者さんの免疫力が低下していることなどが原因で発生します。

また、そうして繁殖した細菌の産生する毒素が、塞がれていない根尖孔を通じて歯の外に流れ出してしまいます。すると歯ぐきが腫れたり、物を食べる時に痛みが生じるようになるのです。

根管充填がきちんとできるかどうかは、根管治療の成否に関わる重要なポイントです。そのため、担当する歯科医師には細心の注意を払った処置が求められます。

「治療時間が少ない」「歯根の先がどうなっているか把握できない」などといって、根管充填を不十分なまま終えてしまうと、数カ月、あるいは数年のうちに、痛みおよび腫れがぶり返すという結果を招くでしょう。妥協した治療を行うことで、問題が放置されてしまうのです。

以上が、根管治療の具体的な手順となります。

根管治療が終わった後、エナメル質や象牙質を削った部分には金属、グラスファイバー（ガラス繊維）、レジンなどの素材を用いて土台をつくり、さらに被せ物をして、一連の治療が終了となります。

根管治療が必要になるのはどんなとき？

根管治療が必要なのは、むし歯が歯髄にまで達した「C_3」のケースだということは前に述べました。

そして根管治療を行うということは、歯髄を除去することとイコールになります。歯髄を除去した失活歯と、歯髄が生きている生活歯とではやはり違います。生活歯は歯髄を通じて栄養分が歯に運ばれますから、歯を形成するエナメル質や象牙質も弾力を保つことができ、何より患者さんご自身が「噛《か》む」という感触を味わうことができます。

残せるものなら歯髄を残して、生活歯の状態を保つに越したことはありません。ひとたび歯髄を除去して失活歯となってしまえば、いかに完璧な根管治療を行ったとしても、永久にその歯が生活歯に戻ることはないからです。

「歯髄を残すか、残さないか」

この判断基準は歯科医師によって様々な考えがあるかと思います。

判断基準は、「患者さんが我慢できないほどの痛みを感じているかどうか」という点においてあります。患者さんの痛みがどれほどのものかは、精密なエックス線写真をいくら撮ってもわかりません。診察の中で患者さんの話を丁寧に聞き、歯と歯肉を触診したときの反応を観察したりしながら、判断していきます。

「痛い」といっても、いろいろな段階があります。例えば「冷たいものがしみる」「触ると少し痛い」というレベルであれば、私は根管治療をせず、歯髄を残して治療する方策を考えます。

「刺激を与えなくてもずっと痛い」「痛くて痛くて我慢できない」「夜も眠れない」……。こうした状況であれば、やはり根管治療で歯髄を除去するしかないでしょう。また、すでに歯髄が細菌に侵されて壊疽《えそ》している場合も、放っておくと細菌が全身に回ってしまいかねませんので、やはり根管治療を行います。

いずれにしても、きちんとした診断で、「根管治療をやるべきかどうか」を判断することが、すべてのスタートになるのです。

けれども、歯科医師にとって、こうした根管治療を行うことは簡単ではありません。まず理由に挙げられるのは診療時のチェア回転率の問題です。患者さん一人あたり20分前後で診療していかないと、歯科医院の経営は成り立たない現実は第1章でも述べた通りです。患者さんの話をよく聞き、丁寧に診断しようとすれば、あっという間にそのくらいは過ぎてしまうでしょう。

そのため多くの歯科医師は、診査や説明もそこそこに、「では根管治療をして神経を抜きましょう」、あるいは「この歯はもう駄目なので抜歯するしかないですね」と、短絡的に結論を出してしまうのです。

またそこまで極端でなくても、こんな考えの歯科医師もいます。

「むし歯の治療が終わったにもかかわらず、しみたり痛みが出ると患者さんから文句を言われてしまう。だったら神経も抜いてしまえば、痛みは感じなくなるから文句も言われなくて済むだろう」

歯髄を除去すると、「痛い」という感覚もなくなります。そのため、短期的には患者さんも痛みから解放され、「歯が治った」と実感してもらえるのです。そのため、取らなくてもいい歯髄を除去してしまう歯科医師もいるようです。

患者さんは根管治療の知識を持っていない場合がほとんどです。歯科医師から「このままだと痛みがずっと続くので、神経を抜いてしまいますね」と言われたら、痛みから解放されたい患者さんは「はい」と言う以外にないでしょう。

しかし、根管治療をきちんと行わなければ、のちに根尖病巣の原因となります。根管治療を行ったうえで、さらに痛みが出てしまった場合、「抜歯」という最後の手段を実施せざるを得ません。ただし、後述する「再根管治療」で歯を残せる可能性もあります。

私は根管治療の専門医ですので、その技術には絶対の自信をもっています。しかし、どんなケースでも根管治療をするというわけではありません。

残せる歯髄は残し、表面の被せ物の治療だけをして終えることもあります。そうすると、後でまた痛みが出たときは、その被せ物から穴をあけて根管治療を行うことができます。そうすることで、より長く自分の歯をもたせることができるわけです。

「根管治療をするか、しないか」あるいは「抜歯をするか、しないか」を決めるのは、

診断です。その大事な診断をきちんとできている歯科医師が極めて少数であることが、日本の歯科業界の現実と言えるでしょう。

精度の高い診査・診断が不可欠

診断のミスから、根管治療を失敗し、抜かなくていい歯を抜歯してしまうケースもあります。

第2章でご紹介した、外国人の40代女性・エミさんの例をもう一度取り上げましょう。

エミさんが初めて来院された時、左下の奥歯、具体的には「第二大臼歯が痛い」という症状を訴えておられました。当初は「歯に物がはさまる」程度の症状だったそうですが、前の歯科医院でなぜか根管治療を行い、そこで問題が生じ、最終的には本来は抜かなくていいはずの歯を抜歯せざるを得なくなってしまったのです。

実はこのエミさんの第二大臼歯の歯根は特殊な形状をしていました。

普通、下顎の第二大臼歯の歯根は2本なのですが、それが1本でした。さらに歯の形状自体も、上から見ると英語の「C」の形のように湾曲しており、これが反対側の奥歯にも見られたので、エミさんの歯の特徴だったのでしょう。

そこから推測するに、前の歯科医院で根管治療を失敗したのは、担当医が歯根を2本だと勘違いしていたからではないか、と考えられます。特殊な形状をしているため、エックス線写真でも別の歯根の影に隠れ、歯根が2本に見えてしまっていたのです。

そして、彼女が通っていた前の歯科医院では、毎回違う先生が診療にあたるという、いわゆるたらい回し状態でした。こうなると、どうしても前に診た歯科医師の診断に次の先生も影響されてしまうのです。最初の診断が誤っていても、それに疑問を持たずに治療を進めてしまう。あるいは、「おかしいな」とうすうす感じていたとしても、院内の人間関係などから、間違いを指摘しにくいケースもあるでしょう。これは日本の歯科文化の悪い点かもしれません。

私が最初からエミさんを診察していたなら、この歯の形状を見て「何か変だな」と感じたと思います。そして反対側の歯を見るなどして、「Cシェイプ」という特殊な歯の形状の可能性を視野に入れて治療していくでしょう。

そして、エックス線写真を撮る場合も、「何か変だな」と感じた段階で、CTによる3次元画像を撮るようにしたかもしれません。

このように、根管治療は歯の内部という目に見えない領域を扱うため、「この歯の根はこうなっているのではないか」「だとすればこのような治療計画でいくべきだ」「治療計画が正しいかどうか見極めるためにはこの角度から撮影した画像が必要だ」……というように、診察していく中で自分なりの治療計画を描き、それを裏付けるためのエビデンス（証拠）を集めたうえで、治療へと入ることが不可欠です。

ひとたび根管治療をしてしまえば歯髄は二度と元に戻りませんし、ましてや抜歯してしまえば自分の歯は返ってきません。

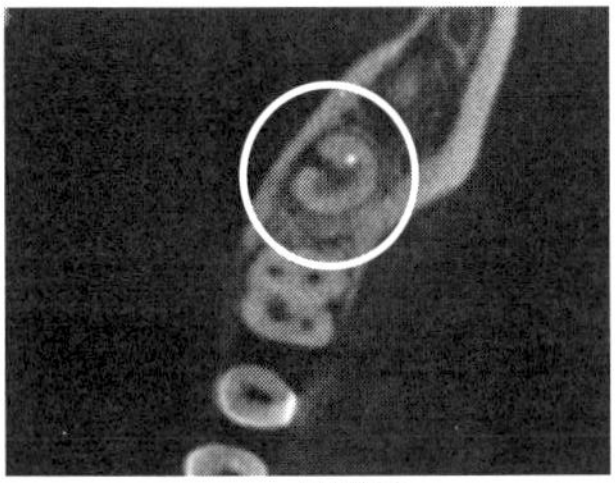

CTで見た断面。「樋状根《といじょうこん》」や「Cシェイプ」と呼ばれる。

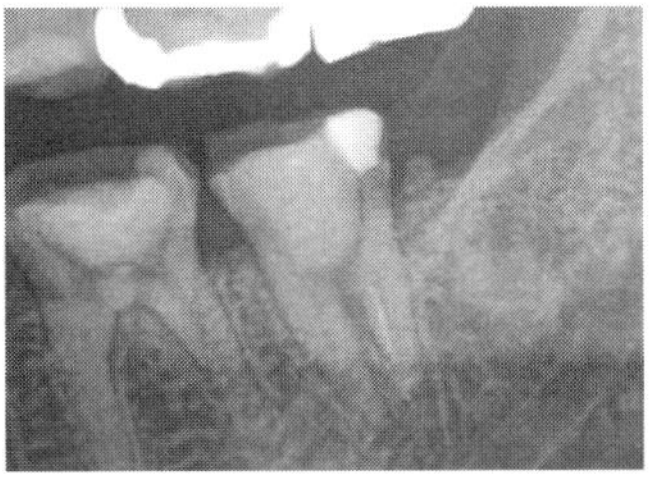

パノラマエックス線写真では歯根が2本に見える。

先のエミさんのようなケースは、アメリカでは医療過誤で訴訟になるでしょう。私はアメリカでの臨床経験もありますので、歯科医師の立場からすると、「絶対に訴訟を起こされないように」「訴えられたとしても納得してもらえるだけの証拠をそろえておく」という習慣がついています。

根管治療を行う際も、私なら最低でも4枚のエックス線写真を撮っておきます。治療前と、歯根の長さを測ったものと、ガッタパーチャを入れた試適《してき》（適合の確認作業のこと）の状態と、そして根管充填が終わった状態の4枚です。これだけ記録しておけば、仮に訴えられたとしても、医療過誤はなかったことの証明ができるからです。

患者さんとの最初の診察では、じっくり話を伺い、治療計画を話し合い、お互い納得のうえで必要なら根管治療を行う。そして最終的な着地点のイメージもすり合わせておく。こうすることで、患者さんも満足のいく歯科治療が受けられるのです。

保険診療報酬の枠組みの中で行っていると、患者さん一人に割ける時間は極めて短いものです。エックス線写真を1枚撮って、「むし歯ですね」と診断し、歯を削る。歯髄に達していたら歯髄を取り除く。あるいは抜歯をする……。

本来、同じ歯でも、人それぞれ違います。歯根が3本あればそれぞれが根管の形状も違うのです。

例えば、「1本目と2本目の歯根は普通の根管治療で対応できるけれども、3本目は湾曲しているから、外科的な処置が必要だ」というように、同じ歯でも歯根によって治療方法が異なる場合もあります。

残念ながら日本の根管治療の分野には、そのような考え方は浸透していません。そのため、次章で触れるような根管治療の失敗が後を絶たないのが実情です。

いずれにしても、すべての基本となるのは、精度の高い診査・診断になってくるのです。

失敗を防ぐ診査・診断の「3つの目」

診査・診断の精度を高めるのは、歯科医師の経験や知識の積み重ねであることは確かです。

しかし、医療技術を適切に使いこなすことで、その精度をさらに高めることが可能です。

先に述べた通り私は診査・診断の際、①「問診」②「視診（触診）」③「画像診」という3つを使い分け、あるいは組み合わせています。その「3つの目」についてご紹介いたします。

①問診

患者さんに記入していただいた問診票などをもとに、現在の症状やこれまでの経緯などについて伺います。患者さんが今一番困っていることは何なのか、それがいつから、どのような状態であるかなど、具体的に聞き取る必要があります。

②視診（触診）

「視診」とはその名の通り、目で見て患部を確認することです。また、指で患部に触れる「触診」も含めてもいいでしょう。

歯科用のルーペを用いれば、肉眼の2～10倍程度まで拡大して見ることもできますが、目視で歯の細かい部分を見ることには限界があります。けれども、患者さんの口腔内の環境を全体的に把握するには、やはり目視が基本になります。そのうえで、治療計画を立てるのです。歯科医師の経験が最も顕著に表れるのが目視による診断です。

③画像診

歯科医院での検査に欠かせないのが、エックス線写真撮影です。大きく分けて以下の3つの方法があり、用途に合わせて使い分けていきます。

（1）デンタルエックス線写真

デンタルエックス線は、歯科におけるもっとも基本的なエックス線写真撮影で、略して「デンタル」とも言います。約3センチ×4センチのフィルムを口の中に入れて撮影します。

撮影範囲は、3～4歯ほどですが、その分、目的の部位を鮮明に映すことができるため、患部を細かく確認したいときに用います。

（2）パノラマエックス線写真

パノラマエックス線写真は、口の中全体を一枚の写真として映し出します。歯並び、歯の本数の異常、骨の状態など、全体像を大まかに確認することができます。

（3）CT

CTとは、「Computed Tomography：コンピュータ断層撮影」の略で、歯や骨などの断面を撮影することができます。

健康診断などで、頭部や腹部のCT検査を受けたことがある人も多いかと思いますが、原理は同じです。

ここで、エックス線写真とCTの違いについて、触れておきましょう。

エックス線が2次元画像であるのに対し、CTはコンピュータを駆使したデータ処理と画像構成により、3次元画像として立体的に観察することができます。

平面の画像ではわからなかった情報も、CTによって得られるようになりました。

特に、「湾曲した歯根」など複雑な形態をしている場合には、CTも撮影すれば、より精度の高い診断をすることが可能になります。

また、エックス線写真は本来、3次元の立体である歯を2次元画像に映し出すので、照射角度によっては、「2本ある歯根が重なって1本に見える」といったことが起こり得ますので、十分な注意が必要になります。

まずはエックス線写真を1枚撮影して、そこに映った情報から仮説を立て、治療計画を考える。その過程で必要になった情報を、別角度のエックス線写真、あるいはCTで確認していく、という流れで進むことが多いですが、このようにいくつかの方法で撮影すれば、精度を高めていくことができます。

以上が、私が診断に際して用いている「3つの目」です。

ここで、歯科に関する知識がある読者の方は「いま流行りの『マイクロスコープ』は使わないのだろうか？」と思うかもしれません。

私はマイクロスコープをさほど重要視していないというのが正直なところです。

マイクロスコープとは歯科用顕微鏡のことで、最大で肉眼の20倍程度の拡大視野を得ることができます。照明のライトや記録用のビデオカメラもセットで付いているものもあり、便利であることは確かです。

近年、多くの歯科医院がウェブサイトで「マイクロスコープ導入」を宣伝文句として強調しています。そのこと自体は構わないのですが、私が疑問に思うのは、「マイクロスコープの導入で根管治療の成功率が上がる」といったことを謳《うた》っている歯科医院が多くあることです。

どれだけ高性能のマイクロスコープでも、歯を上から拡大して見ることしかできません。すると、根管の入口は見えますが、根尖の先の方までは見えません。

それなら、拡大率の差こそありますがルーペと変わらないのではないか、というのが私の率直な感想なのです。

マイクロスコープは、学生の授業では役立つと思います。「ここに根管の入口がある」などと、拡大して見せることができるので、学生が根管孔の位置を把握するのには最適です。根管治療では、湾曲している歯根の形を正確にとらえることが必要なので、マイクロスコープよりもCTによる3次元画像の方が有益です。

抜髄処置をして、根管形成をして、そして根管充填をする。この一連の根管治療の流れを本当に理解していれば、マイクロスコープで歯を上から拡大して見ることに、大きな意味はないということはすぐに分かるはずです。

それではなぜ、多くの歯科医院が「マイクロスコープ導入で根管治療の成功率アップ」などと宣伝しているのでしょうか。

マイクロスコープは高額な機材です。経営の観点からすれば、設備投資した分の資金を回収しなければいけません。現在、マイクロスコープを使用した治療で保険適用となるものは限られており、多くの場合自費診療として扱われています。

「神経を抜く根管治療は難しいので、マイクロスコープを使った方が成功率は上がりますよ」

このように説明されると、自分の歯が大事な患者さんは、自費で高いお金を払ってもマイクロスコープを使うことを了承してしまうでしょう。つまり、保険診療の制約とのせめぎあいの中で、歯科医院が経営のためにマイクロスコープを導入、そして宣伝している、というのが私の考えです。

いずれにしても、大事なのは「診断」です。どれだけ最新の医療設備を揃えたとしても、診断を間違えていたら、患者さんにとって良い結果はでません。

「根管治療」は目に見えない歯の内部を治療します。

だからこそ**歯科医師が正しい診断をして、患者さんにとって「自分の歯を残す大切なプロセス」であることを丁寧に説明する。そして納得してもらう**ことで、信頼関係につながります。それから治療へと入るのが、本来の医療のあり方だと思うのです。

患者さんの声①……「事前に治療計画を説明してくれる安心感」

私がどのように患者さんの診断をしているのかを説明するために、具体的な例として2人の患者さんの症例をご紹介したいと思います。

一人目は、江川さん（仮名）、70代前半の女性です。江川さんは非常にエネルギッシュで、ボランティア活動などにも取り組み、大勢の人前で講演をしたりする機会も多い方です。

江川さんとの最初のご縁は約20年前のことでした。当時、江川さんは2本の前歯の間に隙間があいている、いわゆる「すきっ歯（空隙歯列《くうげきしれつ》）」で悩んでおられました。「人前で話をするときに気になるので治したい」と私の医院に来られたのです。

すきっ歯を治療する手法としては、歯そのものを動かして歯並びや噛み合わせを整える「矯正」や、歯を削って土台をつくりジルコニアなどの被せ物を装着する「歯冠修復」（※いわゆる「差し歯」のこと）が一般的です。

矯正の場合は、かなりの年月を費やします。また、差し歯を入れる場合は、根管治療が必要になり、なおかつ歯を削る量も多くなってしまいます。当時、私はなるべく歯を削る量を少なくした方が、歯が長持ちすると考えました。

そこで江川さんには、歯の表面を薄く削り、その上にセラミックを貼り付けるという治療を選びました。爪に付け爪をつけるようなイメージで、前歯の表面に「付け歯」を貼り付ける処置をしたのです。

この治療が上手くいき、江川さんはその後の20年間に亘って、付け歯が取れたり破損することもなく快適に過ごすことができたのです。

そんな江川さんから久しぶりに当院へ連絡がありました。

聞くと、高熱が出て家の中で転倒し、顔面を床にぶつけた際に前歯が折れてしまったそうです。近所の歯科医院へ行ってみたところ、「折れた歯は抜いて、インプラントにするしかないですね」との返答だったとのこと。

江川さんは、

「歯を抜くのは嫌だ、と思った瞬間、以前に森先生に付け歯をやっていただいたことを思い出しました。20年間、一度も欠けたり壊れたりしないきちんとした治療をやってくれたので、今回の折れた歯も、森先生だったら何とかしてくれるのではないか、と……」

そうして、私のところに電話をくださったのでした。

当院に来られた江川さんの歯を診てみると、上顎の真ん中にある前歯（中切歯《ちゅうせっし》）に破折線《はせっせん》が入っており、折れている状態でした。普通ならC_4の段階と診断され、抜歯となります。江川さんがご近所の歯科医院で告げられた通りです。

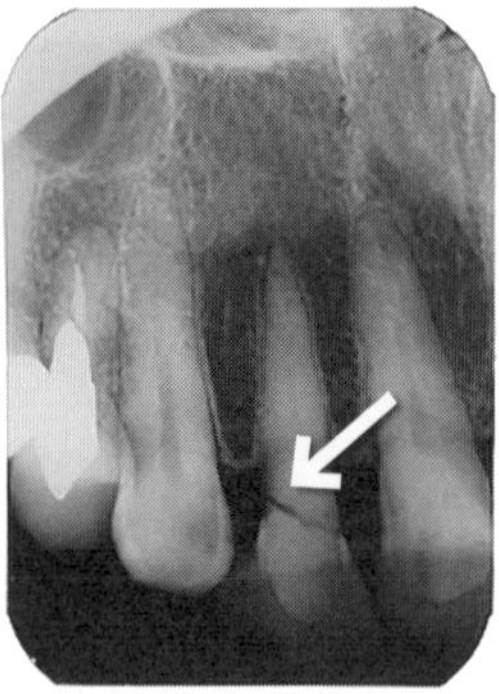

転倒して歯が折れてしまった状態。（2019年10月撮影）

しかし私は、「この歯は残すことができる」と確信し、その方針で治療計画を考えました。

この歯は比較的、根っこが長い歯でした。そこで、歯ぐきを切り、その中にある歯を支える骨（歯槽骨《しそうこつ》）を削るという外科処置を行います。すると、骨の中に入り込んでいた歯が外へ露出します。

歯が骨から少しでも露出すれば、その歯に差し歯を被せる処置をして、自分の歯を残すことができます。

そのような着地点を見すえた治療計画を江川さんにお話ししました。

「森先生にご相談したら、すぐに『歯を残しましょう』と言ってくださいました。私も直感的にですが、絶対に歯を抜いてはいけないと感じていたので、森先生がそうおっしゃってくださって嬉しかったです」（江川さん）

実際の治療には、年末年始を挟んで4カ月ほどかかりました。

当初の治療計画通りに、麻酔をして歯ぐきを切って、中の歯槽骨を削り、歯を露出させました。

江川さんの場合、歯ぐきの状態をより改善するための歯ブラシの指導などを間に挟みました。

そして歯ぐきの状態が改善したら、前歯の根管治療をします。その後、仮歯を入れて型取りをして、歯科技工士に江川さんに合った差し歯を作製してもらいました。

完成した差し歯を装着した後、実際に江川さんに食事をしてもらった感想をお聞きして、噛み合わせなど細かい部分を調整し、ようやく治療は終了となりました。

「治療したばかりのときは固いものを食べないようにしていましたが、慣れてくると自分の歯のように違和感なく食べられるようになりました。お煎餅やアーモンドを噛んでも全然、平気なんです」（江川さん）

もし、江川さんのご近所の歯科医師が言ったように抜歯したとすると、隣の歯との間でブリッジをかけるか、あるいは抜いた歯のところにインプラントを入れるか、という治療になります。

やはり最初の診断が大事なのです。そこで安易に抜歯しようとするのではなく、頭の中でいくつものパターン

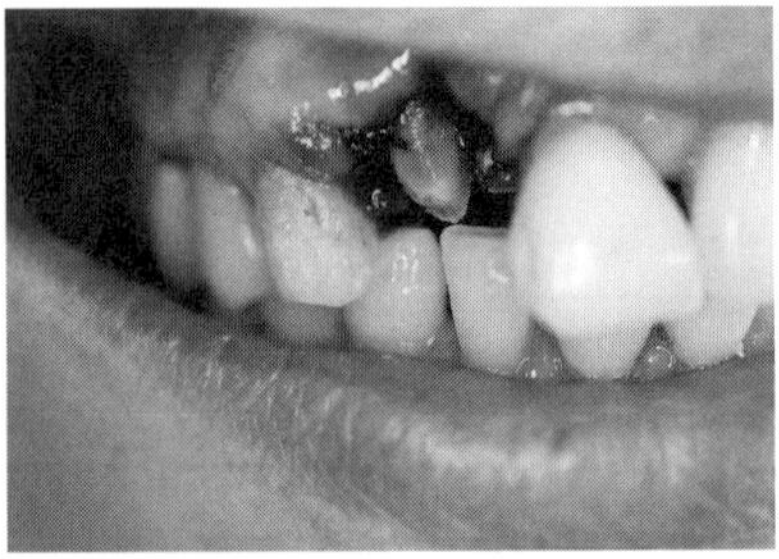

歯を露出する治療をした。（2019年11月撮影）

をシミュレーションして、その歯を残す方法はないか考える。そのように治療計画を立て、患者さんにも納得していただき、実際の治療に入るのです。

「他の歯医者さんは、少し話をしたらすぐ治療に入って、だいたい30分くらいで1回の診療が終わります。でも森先生は、1回につき2時間くらい時間をかけて治療をしてくださいます。最初にいろいろなお話をして、私のことを理解してから治療に入ってくださいました。『この治療をしたら、こうなりますから』と事前に計画を説明していただけるのも、安心感があります」（江川さん）

もう1つ触れておきますと、江川さんが最初に治療をした付け歯は、20年以上、何のトラブルもありませんでした。根管治療をはじめ、すべての歯科治療は、高い技術を持った歯科医師がきちんと行えば、10年、20年もの長い間、良い状態を保つことができます。仮にその時は少々高い治療

〈装着前〉　〈装着後〉

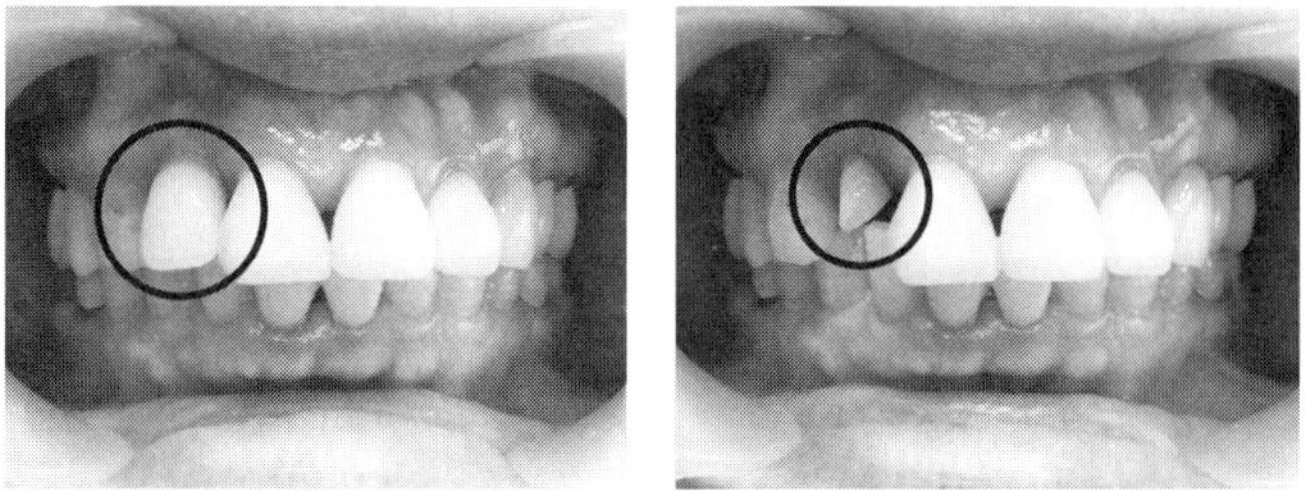

最後に差し歯を装着して、治療を終えた。（2020年2月撮影）

費だと感じたとしても、それだけの長い年数で分割したと考えれば、安い保険治療で済ませてその後に何度もトラブルで悩むほうが、負担が大きくなる、ということを知っておいてほしいのです。

患者さんの声②……「一度抜いた歯を元に戻して残してくれた」

二人目は小塚さん（仮名）、七十代後半の男性です。

小塚さんは、下顎《かがく》の左側の第一大臼歯の痛みを訴えて当院に来られました。奥歯の中でも第一大臼歯は、噛み合わせの安定のために重要な役割を果たしている歯です。

小塚さんは以前、別の歯科医院でこの歯の根管治療を終えられていました。しかし今回、また痛みが出たとのことで、当院でエックス線写真を撮ってみたところ、２本あるうちの手前側の歯根に根尖病巣ができていたのです。

「以前通っていた歯医者さんは、会社員時代のオフィスのすぐ近くにあり、通いやすいという理由だけで選びました。その歯医者さんで上の左側の奥歯に3本の歯がつながったブリッジを入れてもらいました。左下の歯の根管治療もその歯医者さんでやってもらいましたが、治療が終了したにもかかわらず後に痛みが出てきたのです。森先生のところでCTで撮った画像を見せてもらったら、根っこの先に大きな黒い部分があって、こんなに黴菌《ばいきん》が溜まっていたのかと驚きました」（小塚さん）

根尖病巣とは先にも説明したとおり、根尖部に細菌が繁殖して病気になることを言います。多くの場合、根管治療で根管に空洞を残したり、根尖孔を塞ぎ切れていないことが原因で発生します。

最終的には抜歯することも視野に入れてはいましたが、小塚さんの場合は上顎《じょうがく》の奥歯がすでにブリッジになっていましたので、下の歯を抜歯することにより、支えを失った上の歯は長い時間をかけて下がってきてしまい、噛み合わせが不安定になるということが想定されました。

なんとかこの歯を残す方法はないかと、外科処置を行うことを含めて治療方針を考えることにしたのです。

撮影したCTやエックス線写真で問題の歯を細かく見ていくと、2本ある歯根のうち、奥にある歯根には問題がなく、手前側の歯根に根尖病巣ができていることがわかりました。

まず私は、問題のある手前側の歯根に、根管治療のやり直し（再根管治療）を試みました。根管充填まで行い経過を観察しましたが、しばらくして根尖部が腫れて、痛みが出てきてしまいました。根管充填してもその後に痛みが出るということは、原因が根管の中に残っているということです。そうなると、もう一度根管治療をしても治る見込みはありませんので、次のステップとして外科的な処置を考えます。

そこで私は、この歯を2つに分割して治療しよう、と考えました。

どういうことかというと、まず歯を手前と奥で分割して、問題がある手前側の歯を抜きます。そして痛みの原因だけ除去し、きれいにしたうえでまた骨内（歯槽骨《しそうこつ》）に戻すのです。

「最初にその治療計画を聞いたときは驚きました。一度歯を抜いて、治療してからまた戻すなんて、そんなことができるとは思ってもみませんでしたから……」（小塚さん）

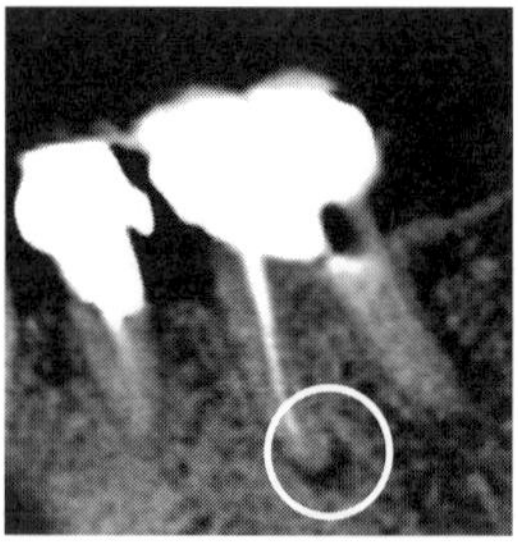
根尖部に黒く映る病巣。（2019年8月撮影）

なぜ私がそのような計画を考えたかというと、実は30年以上前になるのですが、同じように一度歯を抜いて、悪い部分を切除して戻すという手術をしたことがあったからです。当時はインプラントを用いていなかったため、何とか患者さんの歯を残すために行った治療法でした。こうした治療法をリプランテーション（再植）と呼びます。

その患者さんはつい最近も来院されましたが、その歯はまだ良い状態を保っていました。**一度歯を抜いて、また元に戻すという処置をしても、悪い部分をしっかりと除去できていたことで20年以上歯が保てているのです。**こうした経験があったので、小塚さんの歯を残すことができる自信がありました。

小塚さんにも治療計画に納得してもらい、手術を実行しました。２つに分割した大臼歯の、根尖病巣ができている手前側だけを取り出します。取り出した歯は、少しでも体内に近い環境で保つために、施術時以外は生理食塩水に浸けておきます。

メインの根管から枝分かれしている「側枝《そくし》」（164ページ参照）という部分に細菌が溜まっていると見られ

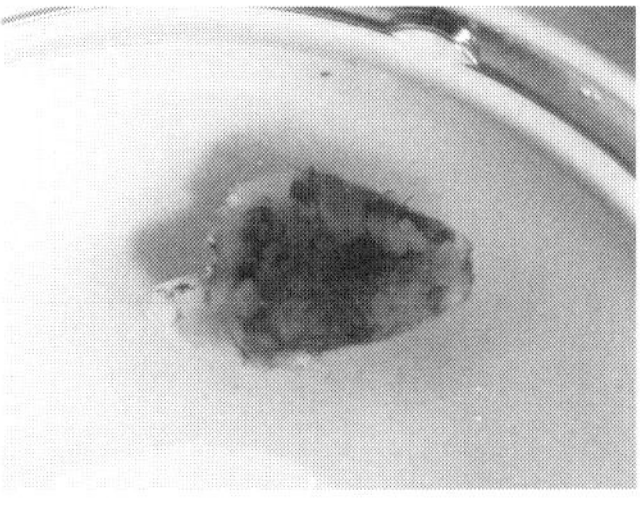

一度抜歯した歯を生理食塩水につけている様子。（2020年４月撮影）

たので、エアータービン（歯を削るのに用いる高速切削器《こうそくせっさくき》械《かい》）で、切断するような形となりました。

悪いところを切断した歯を、再び元の場所に戻して、歯ぐきを縫い合わせて手術は終了となります。その後は傷口からの感染を防ぐために抗菌薬（いわゆる抗生物質のこと）を飲んでいただきながら、経過を観察することになります。

小塚さんにインタビューしたのは手術から2週間ほど経った時期でしたが、「上からぐっと押すと〝ズーン〟という感じで痛みがありましたが、今日はもうさほど痛みはない。ですから経過はいいのかと、期待しています」とお話ししてくださいました。

リプランテーションはどんな歯でも手術可能なわけではなく、やはり歯の状態がある程度は良くないとできません。むし歯が進行して、一度抜いた際に歯が割れてし

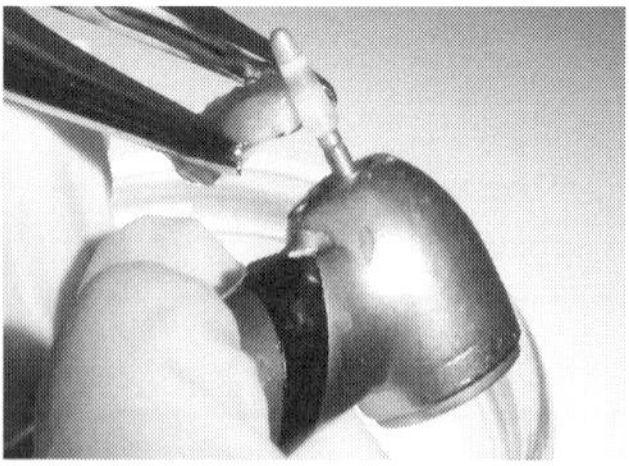

エアタービンで切断する。（2020年4月撮影）

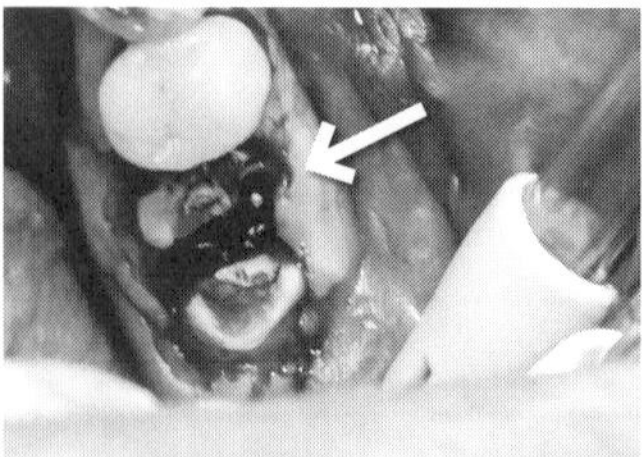

手前の歯根を再植した。（2020年4月撮影）

まうような状態だとリプランテーションは不可能になります。

仮に小塚さんの第一大臼歯がリプランテーション不可能だった場合は、抜歯したうえでインプラントを入れることを検討したと思われます。第5章で詳しく説明しますが、インプラントの寿命も永久ではありません。個人差が大きく、15年から20年という長期間もつ人もいれば、5年ももたない人もいるのです。

リプランテーションをした歯がどの程度もつかは、今後も経過観察していかなければいけません。しかし自分の歯を治療して再植するわけですから、適合性には問題がありません。そして一定期間、自分の歯を保つことができれば、その後にインプラントを入れるまでの時間を先延ばしにすることができるのです。

「これまでは、良い歯医者さんの条件といえば、職場や

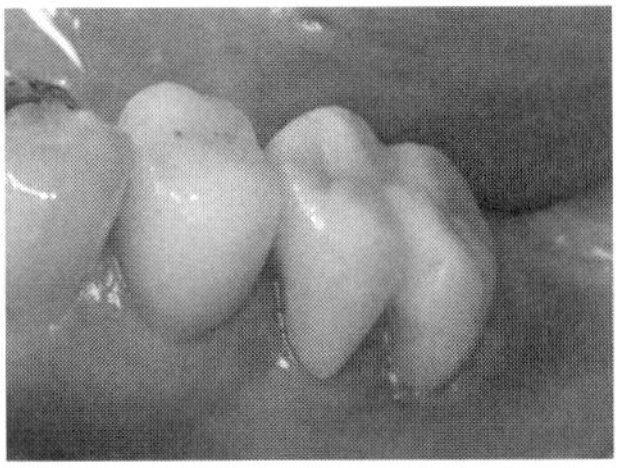

仮歯を装着し、経過観察中。（2021年10月撮影）

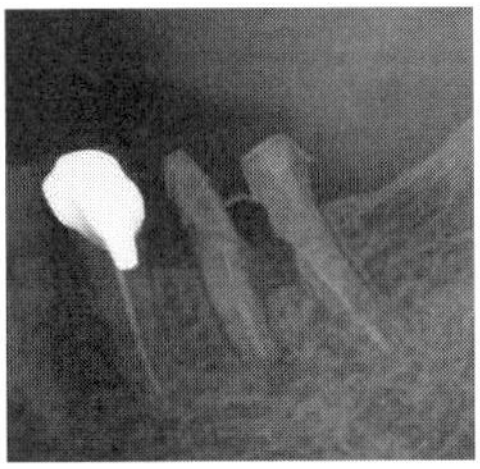

術後4カ月が経過。（2020年8月撮影）

家から通いやすいとか、治療時間が短いといったことしか考えませんでした。森先生のように、時間をかけても自分の歯を残してくれる治療計画を考えてくださる歯医者さんは、患者にとってもありがたい存在です。また、自分の歯で噛めることは、脳にもいいと聞きます。私はパーキンソン病やアルツハイマーの症状が出ている兄弟が多いので、高齢になればなるほど、自分の歯を残すことの大切さも実感しているのです」（小塚さん）

患者さんの立場からすると、歯科医院の違いというのは治療を受けてみないとわからないものです。しかし、診察の段階で「あれ？」という違和感があったり、きちんと話を聞いてくれないようなところでは、やはり治療も満足いかない結果になることが多いものです。そうした場合は、焦って治療をするのではなく、一度別の歯科医院に診てもらう（セカンドオピニオン）方が、よりよい結果が得られるということも珍しくありません。

コラム　インタビュー❸

小池《こいけ》 美子《よしこ》先生（歯科医師）

根管治療の何が難しいか

私の歯科大学時代の同級生で、現在は都内で歯科医院を開業されている歯科医師の小池先生にお話を伺おうと思います。同じ時期に歯科大学で教育を受けた同士として、日本の歯科医療や歯科教育の問題点、根管治療の難しさについても話してくださいました。（聞き手・筆者）

――小池先生とは歯科大学で一緒に学んだ仲ですので、ざっくばらんにお話いただければと思います（笑）。多くの歯科医師は「根管治療は難しい」と言いますが、小池先生は根管治療についてどう感じていらっしゃいますか。

小池：学生時代から、根管治療は難しいので、苦手でしたね（笑）。

――私も日本の大学で学んでいたころは、根管治療はさほど好きではありませんでした。アメリカに留学した当初も、根管治療を専門にしようとは思っていませんでしたから。

根管治療のどんなところが難しいと感じるのでしょうか。

小池：難しいというか、結果が目に見えないところが嫌でしたね。決められた手順通りに根管治療をして神経を取れば、その場は痛みがなくなる。しかし治療に何か問題があったとしても、その問題が出てくるのは数カ月後とかですからね。

――神経を取ってしまえば、その場の痛みはなくなりますからね。患者さんの意識は、神経を取った歯は一生、痛むことがないと思っているんです。

小池：それで後から痛みが出ると、「なんで神経を取ったのにまた痛くなるんですか」というクレームになってしまうんですよね。

――患者さんと歯科医師ではその認識が違いますよね。私は思うのですが、病気には必ず原因がありますよね。根管治療に至るには、歯根破折や根管の見落とし、歯髄の取り残しなど様々な理由があるにもかかわらず、それが何なのか明白にしないまま治療に進んでしまう歯科医師も少なくないのではないかと思うのです。

　例えば小池先生は、神経を取るか取らないかを、どうやって判断していますか？

小池：むし歯がかなり深いところまでいっているかどうかの診断がベースですが、あとは患者さんがどの程度の痛みを訴えておられるかによりますね。冷水痛《れいすいつう》（冷たいもので歯髄が刺激されて起こる、しみるような痛み）や温熱痛《おんねつつう》（熱いもので歯髄が充血し炎症反応を起こして感じる痛み。一般的に冷水痛よりむし歯が進行した状態）の度合いにもよります。温熱痛を訴えられる段階ですと、「痛みで夜も眠れない」といった感じで患者さんはかなり辛い状態ですので、神経を取ることが多いです。

――患者さんの話を聞いて、そういう検査をしてから判断するということですね。聞いたところによると、本来なら根管治療をしなくてもいい段階のむし歯でも、後から痛みが出ると患者さんから文句を言われるので、被せ物をする前に先回りして神経を取ってしまう歯科医師もいるといいます。いわゆる便宜抜髄《べんぎばつずい》ですね。

小池：私も以前はそうした処置をしていたことがありましたが、最近はやっていませんね。本来、必要のない根管治療をすることで、かえって根尖病巣をつくってしまう弊害もありますので。

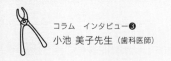

――根管治療をせずに被せ物だけ治療する場合でも、歯を削ることには変わりないですから、患者さんからすると「せっかく治療をしたのに、なぜ後から痛みが出るのか」という不満が出る場合もありますね。実際に、根管治療をしないで被せ物をして、その後に痛みが出たというケースはありますか？

小池：全くなかったとは言いませんが、非常に少ないですね。よくあるケースとしては、他の歯科医院での治療を終えたのに、後から痛みが出たということで私のところに来られる。それで被せ物を外して調べてみたら生活歯だったので、抜髄をしたら痛みがとれた、というパターンです。

――便宜抜髄という考え方は、歯科大学でも教えますよね。しかし、それによって本来取らなくてもいい神経を取ってしまう……。

そもそも、根管治療については学校でもじっくりとは教えてくれないですよね。

小池：確かにそうですね。日本の場合は、大学卒業後、職場で先輩の歯科医師たちの治療を見ながら、自ら修得していくのが一般的だと思います。

――例えばアメリカの場合、歯科大学には専門課程があるので、根管治療に関する講義内容は統一されています。ですから「こうすれば治る」という治療法についても、教官によって差異が生じるようなことはありません。そうした教育の差が、根管治療の成功率の差にもつながっているのではないかと思うのです。

ところで、小池先生は歯科大学を卒業された後、すぐに開業されたわけではないですよね？

小池：はい、卒業後はある開業医の先生の歯科医院で勤務しました。普通に募集しているのを見て応募して採用されました。

――大学卒業後、勤務した先の院長の治療を見て、そこで臨床の実務を習うという感じですよね。

特に根管治療の場合は外から見えませんから、100点満点の治療がどのようなものかって、治療した歯科医師本人もわからないんですよね。「患者さんの痛みがなくなったからこんなもので大丈夫かな」という程度で終わってしまう。そして何年か経って、患者さんがまた痛みを訴えたりして、ようやく最初の根管治療に問題があったことがわかるわけです。

小池：逆に、100点満点かどうかわからなくても、結果的にはその後に痛みなどの症状が出なくて、成功といえるケースもありますね。

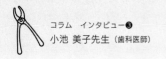

――アメリカと日本の根管治療の成功率を比較すると驚きます。専門医制度があるアメリカでは90％の成功率なのに対して、日本ではその半分の45％の成功率しかないのです。ご存じでしたか？

小池：そんなに差があるとは驚きですね。

――日米の違いは何かと考えたときに、私は専門医制度の有無が大きいと思っています。しかし日本の多くの歯科医師は、例えばマイクロスコープのような機材を使えば成功率が上がると勘違いしているようです。

小池：アメリカではマイクロスコープは普及しているのですか？

――アメリカの根管治療専門医の多くがマイクロスコープを使っているのは確かです。けれども、それで根尖孔まですべて見ることができるかといえば、そうではありません。

ところで、小池先生は、根管治療でやりにくい歯はどこですか？

小池：やっぱり上顎《じょうがく》の大臼歯ですね。6番（第一大臼歯）や7番（第二大臼歯）です。場所的に、とにかく見えにくいですからね。ミラーを使えばなんとか見えますが、根管治療はやはり直視でやりたいので。

——私も同じです。上顎大臼歯《じょうがくだいきゅうし》になると、思いっきり首をかしげるようにしないと見えないですからね。そのように見えにくい奥歯の根管の入り口をマイクロスコープで拡大したところで、根管の入り口の数や形状、破折しているかどうかなどはわかっても、根管治療の成功の鍵となる根尖孔は見えないのです。

小池：確かに、そう考えるとマイクロスコープで何を見ているのか、という話になりますね。

——国家試験を受けて歯科医師になっているのですが、学校で専門的に学んでいないため、根管治療は、「どんな結果をもってゴールにするか」が誰もわかっていないのです。

小池：この手順までやれば終わりですよ、ということは習っていますが、その通りにやっても患者さんの症状が治まらない場合もありますからね。根管を確認してもきれいになっていて問題ないはずなのに、「なぜか痛い」とずっとおっしゃられる患者さんもいます。結果、納得するまで何回も治療をせざるを得ないケースもあります。

——根管治療の術式について具体的にお聞きしたいのですが、根管の拡大の仕方は難しいですよね。小池先生はどのくらいまで拡大されていますか？

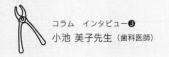

小池：大臼歯だったら、25号から30号（0・25〜0・30ミリ）といったところです。

――私も同じくらいです。比較的、細いですよね。

小池：昔はもっと太いファイルを使っていたと思います。なるべく太く拡大した方がきれいになると教わりましたから。

――60号とか70号（0・60〜0・70ミリ）くらいですか？

小池：そうですね。

――それくらい根管を拡大して、抜髄してきれいにした後、同じくらいの太さのガッタパーチャを入れる。大学ではそう習いましたよね。小池先生や私はあまり大きく拡大しないやり方に変えましたが、今でも60号くらいのファイルを使って大きく根管を拡大する歯科医師が少なくないのです。

小池：他で治療してこられた患者さんのエックス線写真を見ると、太くまっすぐなガッタパーチャが入っていることはよくありますね。

――日本の根管治療は、まさにいま小池先生がおっしゃった通りで、大きくまっすぐに根管を拡大して、太いガッタパーチャをズドンと差し込んでいるイメージです。しかしアメリカの根管治療では、根管本来の湾曲した形で、細いガッタパーチャを入れています。そこが日米の大きな違いです。

小池：学校では、「湾曲している根管をまっすぐに拡大しなさい」と習いましたよね。その方がきれいに充填材が入るから、と。

――そうです。学校でそう習うのだから、大げさな言い方をすれば洗脳されてしまいますよね。小池先生が経験上、60号や70号といった太いファイルを使わなくなったのは、患者さんを治療する中で違和感を覚えたからでしょう。

小池：太いファイルにはフレキシビリティ（柔軟性のこと）がないですからね。根管をいじりすぎないほうがいいように思いました。

――15号から20号くらいのファイルはフレキシビリティがあるので、根管の湾曲に沿って、自然な形に拡大、清掃ができます。小池先生が私と同じように、まっすぐに大きく根管を拡大することへの違和感をもっていてくださったのは心強いです。

小池：歯でもなんでも、生物の身体には個体差があるのが自然ですよね。その個体差をそのまま保ってあげるのがいいような気がしています。ですから、根管が湾曲しているなら、湾曲している状態を保ったまま治療するのがベターだと思うのです。

――でも、細く湾曲した根管にガッタパーチャを入れるのは非常に大変ですよね。そのようなストレスと細かい神経を使う治療をしながら、現在の保険の診療報酬では厳しいというのが本音ではないでしょうか。アメリカの専門医は、1日5人の患者さんを診療すれば、十分に経営が成り立つようになっています。日本の保険制度の中で、1日5人しか患者さんを診なかったとすれば、とうてい経営は成り立たないですよね。

小池：無理ですよね。駅前でクリニックを借りて、スタッフを雇って、さらに設備投資をして、と考えると……。

――小池先生の場合、患者さん一人の診察にどのくらいの時間をかけますか？

小池：私はだいたい30分くらいですね。森先生はけっこう長いですよね。

――はい。だからいろいろと大変です（笑）。歯科医療をビジネスと考えていいのかどうか、その葛藤《かっとう》はつきものですよね。小池先生もきちんとご自分の歯科医院を経営されています。でも私たちの同級生の中にもいろいろなタイプがいて、中には何十人も若い歯科医師やスタッフを雇い、診察台を何十台も設置している方もいます。

小池先生が考える「良い歯科医師」とは、どのような歯科医師ですか？

小池：やはり、患者さんの話をよく聞いてくれる歯科医師ではないでしょうか。患者さんの希望と歯科医師の診断や治療が必ずしも一致するとは限らないのが現実ですが、やはり患者さんファーストですよね。診断の内容を正しく理解し納得していただけるように一生懸命向き合うことが、経験を重ねるうちに徐々にできるようになってきた気がします。

――小池先生の人間性だと思いますよ。それは素晴らしいことです。

小池：私は父親も歯科医師だったのですが、父の時代は、患者さんが情報をもっていなかったので、歯を削って詰め物をして、という繰り返しでよかった。でも現代は、インターネットが発達して患者さんも情報をたくさん持っています。みなさんネットで自分で調べてこられるので、歯科医師の側も、患者さんに納得していただけるよう努力する必要があります。

――先生のおっしゃる通りで、歯科医師のあり方もこれから変わっていかなければならないと思っています。いま私がやろうとしているのは、歯科医師同士のネットワークを築くことです。例えば当院の場合、口腔外科やインプラントなどそれぞれの専門医と提携しておりますが、私が診て「これは難しい症例だな」という場合は、エックス線写真をすぐに提携している先生方に送って、診断してもらうのです。私自身が根管治療の専門医ですから、それぞれの分野の専門家の連携で患者さんに向き合ってい

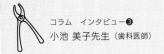

ます。

小池：1つの病院内で、セカンドオピニオンがとれるような状態ですね。

――そうですね。従来の歯科医院は、患者さんが来て、診て、難しければ大学病院を紹介するだけでした。いまは患者さんの意識が高くなっていますから、それに応じた治療をするためにも、そして歯科医師が自分たちを守る意味でも、歯科医師同士のネットワークという歯科のシステムが必要不可欠だと思います。

第4章

正しい根管《こんかん》治《ち》療《りょう》と間違った根管治療

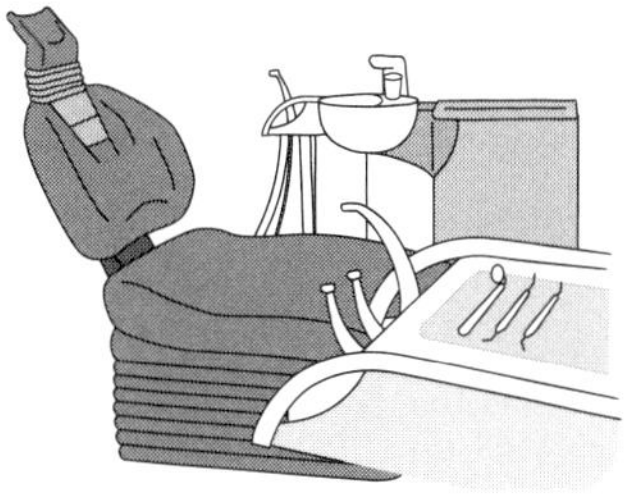

どんな根管《こんかん》治療《ちりょう》なら「成功」と言える？

「根管治療とは何か」についてここまで解説してまいりましたが、ここでもう一度思い出していただきたいのが、第1章でご紹介した2つの数字です。

「45％」と「90％」――。

日本とアメリカにおける「根管治療」の成功率は、このように2倍の開きがあることはすでに触れた通りです。

それでは、何をもって根管治療の「成功」と呼べばいいのか。言い換えれば、根管治療の「ゴール」とはどこなのか。少し考えてみたいと思います。

一言で根管治療といっても、実際には様々な症例があります。比較的簡単な場合もあれば、手が届きにくい上顎大臼歯《じょうがくだいきゅうし》に大きな根尖病巣《こんせんびょうそう》があって治療する、といった非常に難しい場合もあるのです。簡単な症例ばかり選択すれば高い成功率を記録することでしょうし、技術が高いゆえに難しい症例を数多く引き受けた専門医は成功率が下がってしまうかもしれません。同一線上で成功率を比較することはそもそも困難であることは確かです。

通常、治療の成功か失敗かを判断するには、3種類のアプローチが考えられます。それは、組織学的所見、臨床所見、そしてエックス線写真所見の3つです。

組織学的所見とは、患者さんの歯や口腔内《こうくうない》から採取された細胞などの組織材料からなる組織標本を顕微鏡で観察し、診断する方法です。

臨床所見とは、患者さんを診察する中で、痛みや腫《は》れなどの症状が消失しているかどうかを確認することで、症状が消失していれば成功といえます。ただし、問題が残っていても自覚症状がないこともあるので、注意しなければなりません。

エックス線写真所見では、撮影したデータを分析し、根尖病巣が消失していれば成功と考えられます。

どの所見方法も、単独では観察できる範囲が限られていますので、様々な所見を組み合わせて総合的に評価することが必要です。

いずれにしても、痛みや腫れといった各症状の消失、根尖部の瘻孔《ろうこう》（膿汁《のうじゅう》が排出される孔）の消失、そして機能不全がないこと。この3点が確認でき、再根管治療の必要がなくなれば、根管治療は「成功」したと言えるでしょう。

逆に、**根管治療が「失敗」するとはどういう状態かというと、痛みが残ったり、あるいはあとから再び痛みが出たりして、外科的歯内療法あるいは抜歯《ばっし》に至るケースを指します。**

なぜ、根管治療で神経を抜いたはずなのに、その後に痛みが出てきてしまうのでしょうか？

この点をしっかり理解することが、根管治療の成否に大きく関わってきます。逆に言えば、根管治療の考え方を正しく理解しないままに治療を行っている歯科医師が多いため、根管治療を失敗して再根管治療や抜歯を招いているのです。日本とアメリカの根管治療成功率がここまで違うのも、根本的な考え方の違いから生じた結果です。

根管治療の成功には3つの条件がある

それでは、日本とアメリカの根管治療は、具体的に何が違うのでしょうか。

アメリカの根管治療の成功率が高いのは、根管治療を成功させる「3つの条件」を満たしているからです。

こちらが「3つの条件」です。

①根管の入口・内部・出口を拡大しすぎない
②根管内の適切な歯髄除去・洗浄・殺菌
③根管を密閉して根尖孔《こんせんこう》を塞ぐ

この3つの条件が、いわば根管治療の本質をなす部分なのです。

もちろんこの条件は、「精度の高い診査・診断を行う」という前提によって成り立っていることを忘れてはいけません。

①根管内の入口・内部・出口を拡大しすぎない

まずは、根管の「入口・内部・出口を拡大しすぎない」ということになります。歯を大きく削ることによって歯が薄くなり、物理的に歯がもろくなってしまいますので、歯根破折《しこんはせつ》のリスクも高まるのです。治療後しばらくは問題ないように見えても、何年かした後に歯が割れるということもあります。治療の際にある程度歯を削るのはやむを得ませんが、最小限にするという意識をもたなければいけません。

実はこの部分は日米の根管治療の違いが大きく出るところです。根管は「細く、湾曲している」場合がほとんどですが、日本で行われる歯科治療では「太く、ストレートに」拡大してしまうことが多い。本来なら細く湾曲した根管に沿って、丁寧に根管形成と根管充填《こんかんじゅうてん》を行わなければいけません。

しかし、本書でも何度か指摘している通り、保険診療の制度の中では、複雑な根管治療でも短い時間でこなさなければならないのが現実です。ですから**日本の根管治療では手っ取り早く処置する方法として、湾曲している根管に対して、ストレートに太**

くズドンと拡大して、そこに太いガッタパーチャを充填するのです。

1970年代まではアメリカでも似たような方法で根管治療を行っていたと聞きます。しかし術後の経過が悪いケースが多かった。そこで現在のように、歯や根管を削るのは最小限にする根管治療が発達しました。日本はいまだに1970年代の根管治療を行っているのです。

②根管内の適切な歯髄除去・洗浄・殺菌

これまで説明してきたように、歯髄の除去・洗浄・殺菌を適切に行わなければ、そこで細菌が繁殖することにより、再根管治療や外科処置といった再治療のリスクが高まりま

〈CT〉

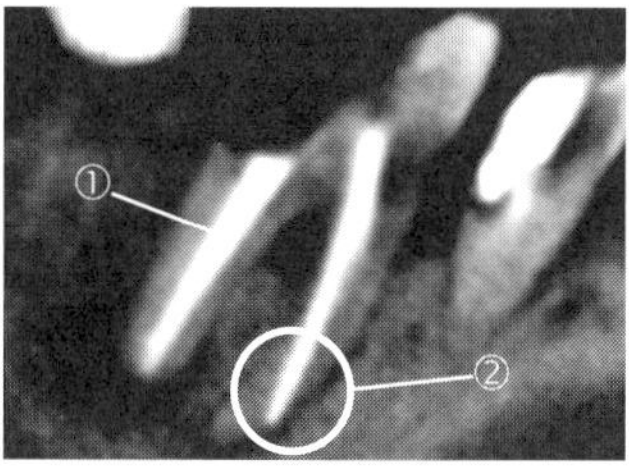

〈パノラマエックス線写真〉

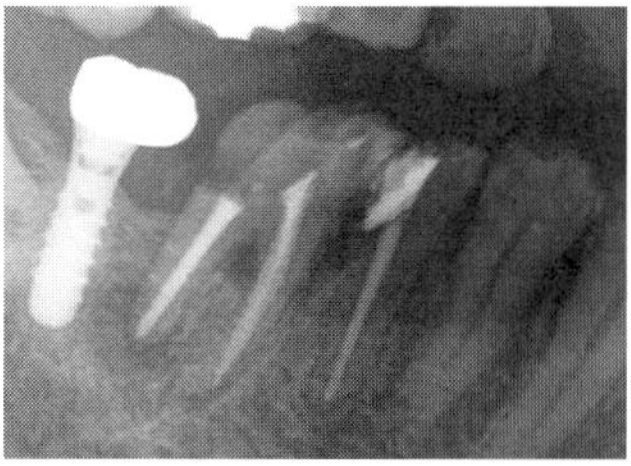

〈パノラマエックス線写真〉では一見問題ないようにも見えるが、＜CT＞で別角度から確認すると、歯の左側の根（①）は太い充填材がまっすぐに入っており根管を拡大しすぎている。右側の根（②）は、根管の本来の湾曲に背いて誤った方向に穴があけられ、充填されている。

す。

「ファイル」を使い、機械的に取りきれなかった歯髄や削りカスなどの汚れは、薬液で繰り返し洗浄・殺菌します。特に側枝《そくし》（164ページ参照）には、ファイルが入りづらいため、薬液を用いて洗い流します。

薬液には、有機質溶解作用があり殺菌効果も高いことなどから、一般的に次亜塩素酸ナトリウムが多く使用されています。ちなみに、私がコロンビア大学で根管治療を学んでいた際には、大量の薬液で根管内を洗い流すイメージとして、いつもナイアガラの滝の写真を見せられたものでした。

③根管を密閉して根尖孔を塞ぐ

そして最後に、「密閉して根尖孔を塞ぐ」ことで治療のゴールに到達します。

根管内を密閉することによって、限りなく無菌状態に近づけ、細菌が繁殖できない環境をつくることが根管治療の目的なのです。

根管治療が成功しても、根管内の細菌を完全にゼロにしているかどうかは歯科医師にもわかりません。むしろ、細菌を完全にゼロにするのは不可能、と言ったほうが正確でしょう。

実際には、根管内に細菌が多少は存在したとしても、そこで細菌が繁殖できない状態にすれば、根管治療は成功だったといえます。その状態を根管治療のゴールとすべきなのです。

なぜ、「根管を密閉して根尖孔を塞ぐ」ことが大事なのでしょうか。

抜髄処置をすると、根管内が空洞になります。そのままにしておくと、骨内から血液や組織液が、空洞になっている根管内へと入ってきてしまいます。

根管内に血液や組織液が溜まると、人間の体温で温められて、やがて腐敗します。根管内に残っている細菌は、そうした腐敗した組織液などを栄養源にしてさらに増殖し、根管内が細菌の培地になってしまうのです。

ですから、空洞になった根管内に血液や組織液が入ってこないように、きっちりと根尖孔を塞ぐ必要があります。まさに、お風呂に栓をすればお湯が漏れないように、根管の出口、つまり根尖孔をきちんと塞げば入ってくることはありません。

そのように、ガッタパーチャが適切に充填されていれば、ピンセットで引っ張ってもなかなか抜けません。それぐらい封鎖されている状態なら、歯根外部から血液や組織液が入ってくる隙間がないのです。

逆に、根尖孔に隙間がある場合、血液や組織液が入ってきて、根管内が細菌の培地となって根尖病巣ができ、「根管治療をして神経を取ったはずなのに、また歯が痛む」という症状が出てしまうわけです。これは根管治療の失敗例でよくあるケースです。

歯科医師が、以上の3つの条件をクリアし、根管治療の「ゴール」を理解していれば、「再び痛みが出て原因がわからないために抜歯する」などという最悪の事態は回避することができるでしょう。

日本とアメリカでは根管治療の基準が異なる

根管治療の術式が日本とアメリカで異なることは、第3章『コラムインタビュー③』でご登場いただいた小池先生へのインタビューでも話題になりました。

アメリカの術式では、細く湾曲した根管にそって根管形成と根管充填を行います。

歯を削るのも可能な限り少なくすることを考えます。抜髄処置や根管形成に用いるファイルも、0・3ミリといった細いものを使用します。細いファイルは弾力があるため、湾曲した根管に沿って根管形成を行うのに適しているのです。

小池先生もおっしゃっていましたが、私たちは日本の歯科大学の授業で、「湾曲した根管をまっすぐにするように」と習うのです。その段階から、アメリカとは考え方が異なっています。

もう少し細かくこの点をご説明しましょう。

歯の構造を見ると、外側にエナメル質、その内側に象牙質があり、一番奥の部分に歯髄があります。この歯髄が入っている管が根管で、細く湾曲しています。

そして、象牙質には「象牙細管《ぞうげさいかん》」という細い管が無数に通っています。

もし歯髄が細菌に侵された場合、この細い象牙細管にも細菌が入ってしまいます。

日本の根管治療では、象牙細管に入った細菌も全部除去しなければならないと教わります。そのため、もともとの根管の周囲を削り取るような形で、太い道をつくる方法をとるのです。

一方、アメリカの根管治療では、象牙細管に入った細菌は無視してよい、という考え方です。根管充填がきちんと行えていれば根尖病巣をつくる心配はないので、象牙細管に入った細菌は無視してしまうのです。この点が日本と違う考え方です。

もう一つ、「側枝」についての考え方も日米で異なります。

側枝とは、主根管と歯根外の表面を結ぶような形で枝分かれした根管のことです。主根管を大通りとすれば、そこから曲がって入る脇道のような存在が側枝です。特に、根の先端部分に側枝は多く見られます。

日本の根管治療では、側枝の存在は無視されることが多いです。主根管に太くストレートに穴をあけるだけで、側枝の一部には歯髄が残されたまま、根管治療を終えてしまうケースも少なくありません。そうすると、側枝に残された歯髄が細菌の栄養源となり、根尖病巣をつくる原因となるのです。

アメリカでは、側枝もきちんと抜髄処置することを重視します。側枝は主根管よりも細

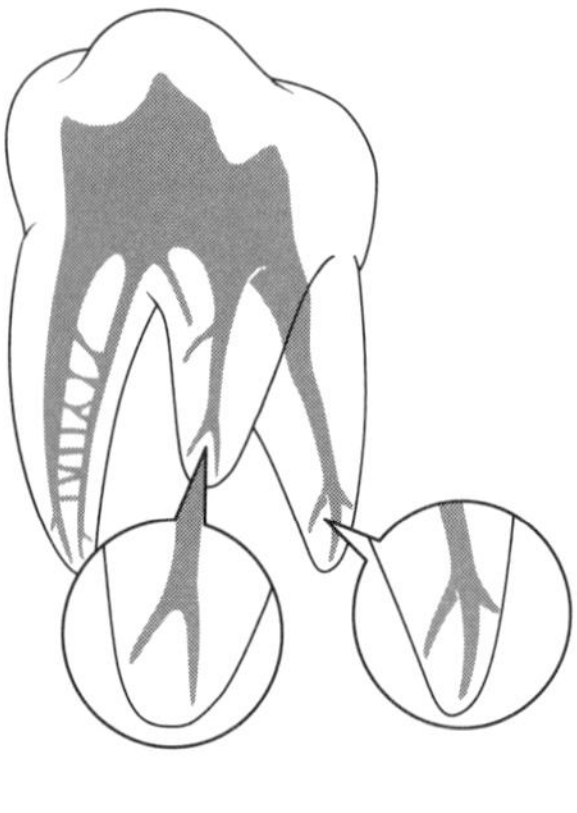

側枝

く、根の先で見つけにくい場所にあったりします。さらに細いファイルを入れて、何度も根管洗浄を繰り返さなければいけません。当然、その分の時間がかかります。

根尖病巣をつくらないように、きちんと根管治療を行うには、短時間では、到底不可能であることがご理解いただけたかと思います。

湾曲した根管や側枝の形状を正確に把握することは非常に困難です。歯の内部のことなので、肉眼で見ることはできないからです。しかし、根管治療の専門医は、経験上、「この形状の歯だとこういうふうに湾曲している可能性が高い」「歯根のこのあたりに側枝があるのではないか」などと仮説を立てながら診療をして、歯を大きく削りすぎず、もとの形状に沿った形で抜髄処置や根管形成、根管充填を行うことができます。

私が思うに、日本の歯科医師は根管をエックス線写真でしか見る習慣がないので、根管の形状を2次元で認識する傾向が強いようです。そのため、写真上で見える範囲だけで判断し、ストレートに太く穴をあけてしまう。

しかし実際の歯、そして根管の形状は3次元です。エックス線写真ではまっすぐに見える根管でも、手前や奥に湾曲しているかもしれません。常に3次元で歯を認識する必要があります。

「もしかしたら根管が手前側に曲がっているかもしれないな」

「この角度のエックス線写真だと根管は２本だけど、もう１本あるかもしれない」

そのような仮説を立てながら、場合によっては違う角度でエックス線写真を撮り直します。

必要に応じてＣＴも撮影しチェックします。細いファイルを用いて根管を扱い、繊細な感覚をもとに根管の湾曲や側枝の存在を把握して治療するのが、根管治療専門医の技術なのです。

根管治療専門医だからできること

私も歯科医師になりたての頃は、根管治療がうまくできずに苦労しました。

特に難しかったのは、根管充填をして、「根尖孔を隙間なく塞ぐ」という概念がなかったことです。繰り返し述べてきたように、根尖孔を塞ぐのは根管治療の「ゴール」であり、細菌の感染を防ぐために欠かせないものです。

当時の私は、根尖孔を隙間なく塞ぐことを知らなかったので、根管充填をして根尖孔にガッタパーチャの先端を詰めようとしても、ガッタパーチャが適合していないために抜け落ちてしまうのでした。

根尖孔にガッタパーチャがお風呂の栓のようにピッタリはまって孔を塞ぐためには、ある程度の圧力がかかることが必要です。このように**根尖部で根管と充填材を適合させる圧力のことを「タグバック」と呼びます**。

適切なタグバックを得て根尖孔を塞げるように、根管を形成しなければなりません。試行錯誤の末に、①根尖側3分の1部分は拡大しすぎない、②根尖部の目詰まりの防止、という2点を注意するようになって、根尖孔をきちんと塞げるようになったのです。

①根尖側3分の1部分は拡大しすぎない

歯根の根尖部は、アサガオの花の形をイメージしてもらえるとわかりやすいと思います。アサガオの5枚の花弁は、融合して、花弁の上部は広く下に向かって細くなっています。根管も同じように、湾曲しながら、根尖部に近づくにつれて徐々に細くなっています。特に根尖側3分の1部分ですぼむように細くなるので、ここでストレートに太く根管を拡大しすぎてしまうと、根尖孔を隙間なく塞ぐことが難しくなります。

根管形成を行うファイルは、25号（直径0・25ミリ）までは比較的柔軟性があり、根管の湾曲に沿った形成ができます。しかし30号（直径0・3ミリ）以上に太くなると柔軟性に欠けるようになってきます。ファイルは針金状の器具ですので、太くなればなるほど柔軟性はなくなるのです。

太くて柔軟性に欠けるファイルを用いると、元の湾曲に沿った根管形成どころか、器具の方向を誤り、根管の壁に穴があいて骨の方まで貫通する「パーフォレーション（穿孔《せんこう》）」を起こす可能性があります。柔軟性に欠けたファイルを用いることで、「ストレートに太くズドンと穴をあけてしまう」危険性が増すのです。（図A参照）

根尖孔はそのままの状態では正円ではなく凹凸がある形状をしています。また、根管形成をしても拡大しすぎると、根尖孔が楕円形のようになってしまう場合もあります。（図B参照）

仮に、もともと0・25ミリの正円だった根尖孔を余計に拡大し、縦0・25ミリ、横0・3ミリの楕円形にしてしまったとしましょう。すると、そこに直径0・25ミリのガッタパーチャで栓をしようとしても、縦はぴったり合うのですが横に0・05ミリのわずかな隙間ができ、完全に塞ぐことができなくなります。

ガッタパーチャは正円なので、根尖孔も正円に整えることで適合させるのが理想です。そして、根管形成終了時と同じ直径のガッタパーチャを使用することで、適切なタグバックを得られ、まさにお風呂に「キュッ」と栓をするように根尖孔を隙間なく塞ぐことができます。

根尖孔とガッタパーチャの大きさや形が合致していなくても、より細く削ったガッタパーチャを周囲の隙間に差し込むことで根尖孔を塞ぐ方法もあります。しかし、ガッタパーチャの本数を増やしても、隙間を完全に塞ぐことはできません。ほんのわずかな隙間さえあれば、細菌は通り抜けることができてしまいます。

図A

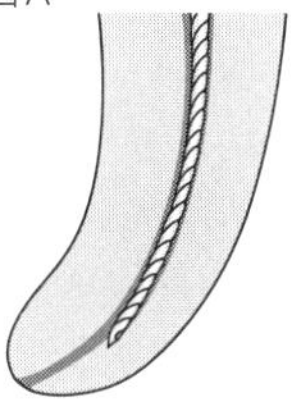

図B

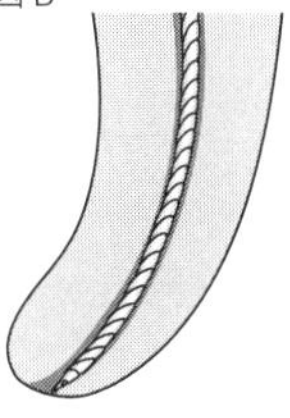

ガッタパーチャは単独で根尖孔を塞ぐことがベストです。そのためには、根尖孔をガッタパーチャの断面と同じ正円に整えることが重要です。決して、根尖部を拡大することそのものが重要なのではありません。あくまでも、元の根管の湾曲に沿ってガッタパーチャが入っていくように、管が細くなっていく根尖側3分の1部分では特に繊細な作業が求められるのです。

②根尖部の目詰まりの防止

根管形成は、例えるならば壁にペンキを塗る前に紙ヤスリで表面をきれいに仕上げるようなものです。紙ヤスリをかけると、削りカスが生じます。

せっかくガッタパーチャと適合させる大きさに根尖孔を形成できたとしても、根管形成の際に削り取った感染象牙質などが根管内に残っていると、その削りカスが原因で目詰まりを起こしてしまいます。

こうなると、適切なタグバックが得られませんので、ガッタパーチャと根尖孔は適合できません。異物がはさまってお風呂に栓ができない状態です。また、削りカスの中に細菌がいる場合もありますので、そうすると根尖病巣を誘発させてしまうのです。

それらを防ぐために、感染源を取り除き根管内を清潔にすることが重要になります。

これらの点に注意を払って治療を行うようになってから、根尖部を拡大しすぎたり、ガッタパーチャが根尖孔から簡単に抜けるといった失敗はしなくて済むようになりました。

根管治療でよくあるトラブル

いま述べてきたように、日本における根管治療のスタンダードは、根管の湾曲に沿って根管形成をするのではなく、太くストレートにズドンと穴をあけるという方法です。

では、そのように根管治療を行うと、患者さんの歯にどのような悪影響を与えてしまうのでしょうか。

またその他にも、根管治療の失敗で生じるトラブルの主なものを挙げてみました。

①削りすぎによる歯根破折《しこんはせつ》のリスク

太くストレートに穴をあけて根管形成や根管充填をすると、歯の内部を削りすぎてしまうことになります。余計に削ることで、歯が薄くなり強度も落ちる。それが歯根の破折につながるリスクを高めるのです。

人間の噛《か》む力は我々が思うよりも強力で、歯に強い力が加わると、削りすぎた歯の強度では耐えきれなくなり、歯根が破折してしまうのです。

この場合も、削る量を必要最小限にすることが大切です。

②削りすぎによる根尖病巣の形成

同じく歯の内部を削りすぎることで、根尖病巣の形成につながる恐れがあります。根管形成の際に、太くストレートに内部を削ることにより、かえって湾曲した根管の先の歯髄を取り残してしまうのです。また、主根管の脇にある側枝の歯髄を丸ごと取り残してしまうケースもあります。いったん大きな脇道をあけてしまうと、そのあとでファイルを本来の細い根管に入れようとしてもなかなか入らず、人工的にあけた誤った根管の方にばかり器具が入ってしまいます。そうして、取り残した歯髄などが原因で細菌が繁殖し、根尖病巣をつくりだすのです。

実際の治療では患部を目で見ることはできず、まさに手探りでファイルを操作しますので、経験の少ない歯科医師は太く削ったことですべての歯髄を取り除けたと勘違いしてしまうわけです。

③パーフォレーション（穿孔《せんこう》）

内部を削りすぎて、歯の内側から外に向けて穴をあけてしまうのがパーフォレーションです。これも根管治療でよくみられる失敗です。

特に奥歯のように、根管の形状が湾曲していたり複雑だったりする場合に起きやすいトラブルです。歯内の構造を立体的に把握しないままに治療を進めたりすると、ファイルを誤った方向に操作して、パーフォレーションにつながります。回転式のファイルを用いて根管形成を行う際は、まさにドリルで根管を削っているのと同じわけですから、少しでも行き先を誤るとすぐにパーフォレーションを起こしてしまうのです。

また、第3章で紹介した「ワーキングレンス測定」をきちんと行い、根管の長さに

適したファイルを用いることも必要です。（107ページ参照）
以前は、パーフォレーションを起こすと抜歯するしかありませんでした。最近では、セメント状の薬剤で穴を埋めるといった治療や外科処置を併行することで歯をもたせることも可能になりました。
根管治療の際には、パーフォレーションを起こさないよう最大限の注意がいるのです。

④充填材（ガッタパーチャ）の長さの測定ミス

根管形成がうまくいっても、根管充填に用いるガッタパーチャの長さの測定ミスにより、治療を失敗してしまうケースがあります。

ガッタパーチャが長すぎる場合、根尖孔から突き出てしまう恐れがあります。穴を塞ぐどころか突き出ているので、完全に穴を塞ぎきれずに、わずかな隙間から細菌の産生する毒素が出入りして、そこに病気が発生してしまうことも考えられます。

これは根尖部を拡大しすぎることとも関連しています。本来なら根尖に向かってすぼまっていくはずの根管を、太く拡大してしまうので、ガッタパーチャが歯の外まで抵抗なく抜けてしまうのです。何らかの理由でガッタパーチャが切断され、根尖孔外などに取り残されてしまえば、外科的処置を行わなければならない場合もあります。

一方、ガッタパーチャが短すぎる場合、根尖孔まで届かないため、当然ながら密閉することができません。結果としてこれも根尖病巣をつくる原因となります。

まず根管の長さを正確に測定することが、ミスを防ぐ大前提となります。

⑤根管の形状や本数の把握ミス

特に奥歯の根管は複雑な形状をしていることが多いです。根管の湾曲もさることながら、そもそも根管の本数が決まっていません。奥歯では1つの歯に2〜3本の根管がありますが、なかには1本しかないこともあれば、4本ある場合もあります。また、入口は1つしか見えなくても、中で枝分かれして主根管といえるものが2本になっているケースもあります。

仮に根管を見落としてしまうと、その部分を治療しないまま、つまり細菌に侵された歯髄が残った状態で被せ物を装着するので、後でまたその歯が痛んだりといったトラブルが起きてくるのです。

これは私の実感ですが、アメリカ人の歯と日本人（アジア人）の歯との違いもあります。根管の形状が、アメリカ人は比較的ストレートなのですが、日本人を含めてアジア人は湾曲が激しいのです。こうした根管の形状の把握が難しいことも、日本の根管治療の成功率が低い理由になっているのではないでしょうか。

根管の形状を把握するには、表面をマイクロスコープでどれだけ拡大してもわかるものではありません。どの角度でエックス線写真を撮影するのか、実際にファイルを根管へ入れてみたときの感触など、歯科医師の感性と経験をフル稼働させ把握する必要があります。

以上、不十分な根管治療によって起きる主なトラブルを挙げてみました。いずれにしても、精度の高い診断をベースとしつつ、根管治療を成功させる3つの条件（①入口・内部・出口を拡大しすぎない、②根管内の適切な歯髄除去・洗浄・殺菌、③根管を密閉して根尖孔を塞ぐ）を意識して治療することで、トラブルをなくすことにつながるのです。

根管治療ができる歯科医師を見分ける「究極の質問」

これまで述べてきたように、一言で「根管治療」と言っても、日本とアメリカでは考え方や術式に大きな差がありますし、間違った根管治療を行ってしまうと歯を失うリスクもあるのが現実です。

そのため、難易度の高い根管治療は専門医が行うべきだというのが私の基本的な考えです。しかし、「通える歯科医院には、根管治療の専門医などいない」という読者の方も多いことでしょう。そこで、歯科医師が根管治療の本質を理解しているかどうかを見抜く、「究極の質問」をここでお教えします。

歯科医師が根管治療の説明をしたら、このように聞いてみてください。

「ガッタパーチャ（もしくは充填材）は、どうして入れるのですか？」

この質問に対する答え方で、歯科医師の根管治療への理解度がわかるのです。

日本のほとんどの歯科医師は、次のように答えるはずです。


「デッドスペース（死腔《しくう》）を埋めるためです」


歯科大学で学ぶ教科書に、このような文言があるので、そのまま答えるのでしょう。

しかしこの答えは、私に言わせれば「アウト」です。こう答えた歯科医師は、根管治療の本質、目指すべきゴールをわかっていないことが明白です。

もし目の前の歯科医師が「デッドスペースを埋めるためです」と答えたならば、あなたはさらに「具体的にそれはどういうことですか？」と聞いてみてください。おそらく、歯科医師はそれ以上答えられないでしょう。

ちなみに私がこれまで歯科医師に聞いた範囲でいちばん面白い答えは「ガッタパーチャを入れることで歯の強度が増す」というものでした。もちろん、ガッタパーチャを入れたら歯の強度が増すという事実などありません。

いずれにしても、「デッドスペースを埋めるためです」と答える歯科医師のもとで

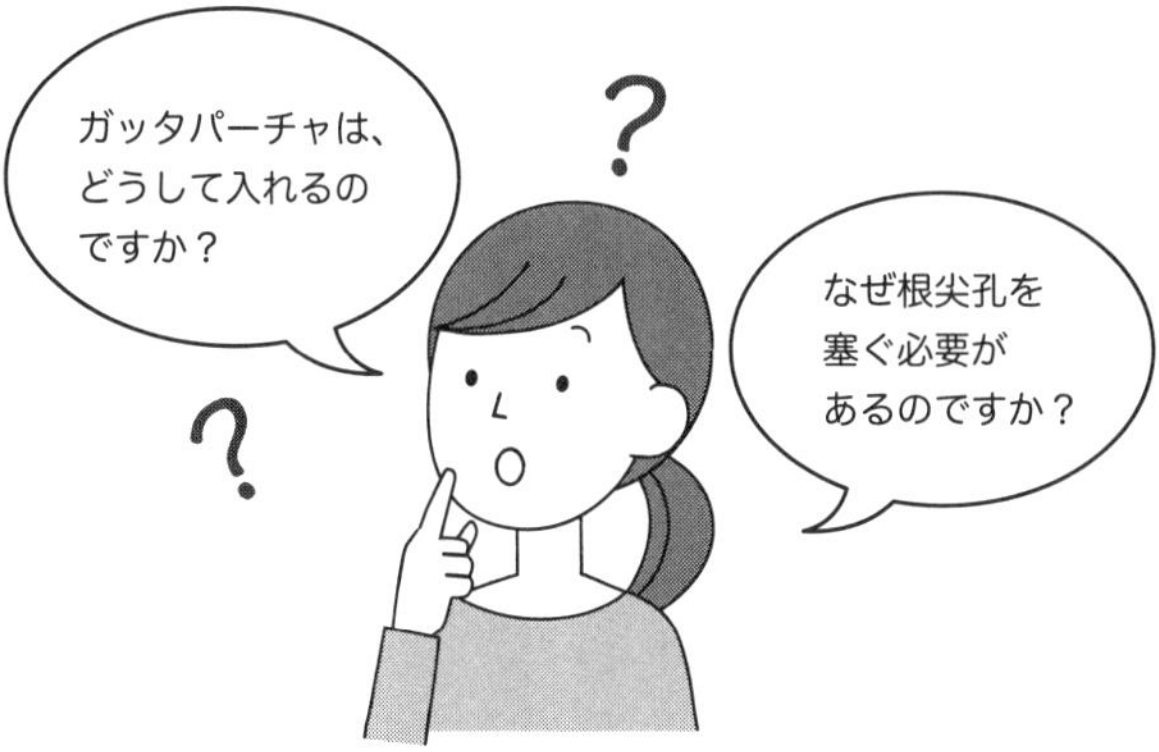
ガッタパーチャは、
どうして入れるの
ですか？
なぜ根尖孔を
塞ぐ必要が
あるのですか？

根管治療を受けるのは、予後があまりよくないことが予想されるので、お勧めできません。

根管治療の本質を理解している歯科医師なら、「ガッタパーチャは、どうして入れるのですか？」という問いに、次のように答えるはずです。

「根尖孔を塞いで、根尖孔の外側から血液や組織液が根管に入ってこないようにするためです」

「組織液や血液が入ってくると、根管内の細菌が繁殖して、根尖病巣をつくり、また、根管内に残留した細菌の産生する毒素が外

へ流出してしまうからです」

これが**「正解」であり、根管治療が目指すべきゴールを理解した歯科医師ならこのように答えるはず**です。

根尖孔を隙間なく塞いで、なおかつ根管内のデッドスペースも埋めてなくすことができれば、それは最高の処置といえます。しかし現実には、湾曲している根管のデッドスペースをなくすのは非常に難しい。

しかし、仮に根管内にデッドスペースがあったとしても、根尖孔さえ隙間なく塞いであれば、中で細菌が繁殖して根尖病巣をつくる可能性は少なくなります。また根管内に細菌が残っていたとしても、根尖孔を塞いであれば、根管の外に細菌の産生する毒素が流出して腫れたりすることもないのです。

「ガッタパーチャをどうして入れるのか？」

「なぜ根尖孔を塞ぐ必要があるのか？」

これらは、根管治療の本質を理解するうえで、避けては通れない問いなのです。

根管治療の不具合を治す方法がある

根管治療を行っても、本章で述べたような間違った方法で施術してしまった場合、予後に様々な問題や不具合が起きてきます。

歯の痛みにも様々な種類があります。

皆さんがイメージする歯の痛み、「ズキンズキン」という耐えがたい痛みが、むし歯によるものならば、それは神経を取り除く前の痛みですので、むし歯の治療、必要なら根管治療をすれば痛みは消えます。むし歯のときは特に温熱や冷水で刺激を感じやすいです。

一方で、根管治療をして神経を取り除いたのにもかかわらず、痛む場合があります。何もしなくてもズキンズキン痛む、噛むと痛い、歯ぐきを押すと痛い、あるいはお酒を飲んだり疲れているときに歯ぐきが腫れる、歯ぐきから膿《うみ》が出る、などといった症状にあらわれます。最初の根管治療が不十分だったために、根管内に細菌の培地ができ、根尖病巣が拡大してしまっているのです。

こうした場合には、**もう一度根管治療をやり直す、「再根管治療《さいこんかんちりょう》」**を行うこともあります。

第1章でも触れましたが、**日本では根管治療をした患者さんの50%以上が、数カ月あるいは数年後に痛みや腫れの症状が出て、再根管治療を受けています。**最初の根管治療の段階でそれだけ多くの失敗があるのです。

再根管治療で何よりも大切なのは「診断」です。私が自ら行った根管治療でやり直しである再根管治療をすることは、100%の確率でありません。なぜならば、最初の治療で、100%以上のベストを尽くしているからです。

私の医院で再根管治療することになった患者さんのほとんどは、他の歯科医院で治療を受け、その予後が芳しくないため来院されます。「前の病院でどのように治療を受けたか」を患者さんにお尋ねしても、正確な記憶を振り返るのは難しいものです。

エックス線写真やCTなどをよく見て、「以前にこの歯がどのように治療されたのか」「本当に再根管治療をすべきかどうか」などを判断するのです。

再根管治療が必要になる歯は、これまで述べてきたような間違った根管治療による悪影響が生じていることがほとんどです。

「根管内の汚れの取り残し」「根尖孔が塞がれていないために根尖病巣を形成」「側枝の見落としなどで未治療の根管がある」「削りすぎにより歯が薄くなり、歯根が破折する」――。

こういった症状がみられることが多いです。

再根管治療の一般的な処置手順について触れておきましょう。当然、歯の症状によって異なるところはありますが、通常の根管治療に加えて次のような工程が必要になります。

最初に行うのが、表面にある金属などの被せ物を除去することです。日本でむし歯の治療や根管治療をした場合、ほとんどの歯には金属の被せ物がしてありますので、まずはそれを外さなければいけません。

同時にコア（土台）の部分も削って外し、次に根管に充填されているガッタパーチャを除去します。根管内に充填されたガッタパーチャは、ピンセットで引っ張って取れるものではありません。ファイルなどを用いて取り除いていきます。特に奥歯の場合は根管が複数なので、非常に集中力と根気のいる作業です。

充填材を除去しながら、根管と根尖孔の状態を確認します。どのように原因を除去するか、またどのように根尖孔を塞ぐかを判断します。

ここまでの処置を終えて、ようやく根管形成・根管充填といった、通常の根管治療の処置に入ることができるのです。

一度根管治療を行った歯は、多かれ少なかれ歯を削っていますので、強度が落ちています。再根管治療の過程で歯根が破折してしまうこともまれにあります。歯根が破折した状態ならば、基本的には抜歯することになります。

再根管治療は今述べたように、時間や労力がかかるうえに、破折のリスクも高いのです。患者さんからすると、どの段階でミスが起こったかわからないので、後に治療をした歯科医師が責任を問われてしまう残念なケースもあります。これだけの苦労がありながら、初回の根管治療（抜髄）より再根管治療の方が診療報酬は安く設定されているという矛盾もあります。再根管治療の困難さと重要性は、もっと広く認識されてほしいものです。

さて、**再根管治療が行えない症例や、細菌の感染が根管内にとどまらず根尖病巣をつくってしまっている場合などには、外科的な処置（手術）を行う**こともあります。

第3章でご紹介した患者さんの一人・小塚さんのリプランテーション（再植）は、まさにこうした外科処置の一例になります。（137ページ参照）

よく用いられる外科処置の術式としては「歯根端切除術《しこんたんせつじょじゅつ》」があります。

歯根端切除術とは、根尖病巣ができている歯根の先端部分を、外科的に切除する処置です。抜歯で歯を失うことなく、病巣や、病巣ができる原因となった歯根端だけを切除することで、歯を残すことができます。

発生の原因となった歯根端は、骨の中にあります。そのため外科処置の際には、歯肉を切開して骨を露出させ、そこからさらに骨を削って歯根へアプローチするという、かなり大掛かりな処置が必要になってきます。また、奥歯など位置によっては外科処置ができないこともあります。

また、「歯根端搔爬術《しこんたんそうはじゅつ》」という方法もあり、これは歯根を切除するのではなく、歯根周囲で細菌に侵されている慢性の炎症組織を搔爬《そうは》（搔《か》き出す）処置によって取り除く方法です。通常は歯根端切除術と同時に行われます。

ご自身の歯に問題があるとわかった段階で、放置せず、かつ適切な根管治療を受けることで、こうした負担の大きな外科治療を行わずに済むのです。

コラム　インタビュー❹

又賀《またが》 泉《いずみ》先生

（歯科医師、日本歯科大学名誉教授）

根管治療と歯性上顎洞炎《しせいじょうがくどうえん》の関係

又賀先生は口腔外科のスペシャリストとして、なかでも口の中の悪性腫瘍の診断と治療をご専門とされています。日本歯科大学の口腔外科の教授として長年教鞭をとられ、いまは名誉教授というお立場です。その他にも日本歯科大学新潟短期大学学長などの要職を務めてこられました。

私の医院では口腔外科の分野は又賀先生、そしてインプラントは第5章で登場する尾関先生と、それぞれ担当の専門医がいます。（聞き手・筆者）

――今回は又賀先生のご専門である口腔外科と、私の専門である根管治療のそれぞれ

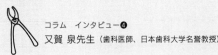

の分野を融合させる形でお話を伺いたいと思います。

特に、根管治療と上顎洞疾患《じょうがくどうしっかん》の関係についてお聞きしたいと思います。


又賀：まず「上顎洞《じょうがくどう》」について説明しましょうか。

人間の鼻の周りには、「鼻腔《びくう》」とつながっている空洞があります。これらの総称を「副鼻腔《ふくびくう》」と呼びます。副鼻腔は4つに分けられ、口腔《こうくう》に一番近い両側の頬の部分にある「上顎洞」、両目の間にあり蜂の巣のように複雑な小さな洞穴からできている「篩骨洞《しこつどう》」、額のところにある「前頭洞《ぜんとうどう》」、そして鼻の奥の一番深いところにある「蝶形骨洞《ちょうけいこつどう》」となります。

これらの副鼻腔は、「自然孔《しぜんこう》」という細い孔によって鼻腔とつながっています。鼻腔にある空気の通り道は、上から順に「上鼻道《じょうびどう》」「中鼻道《ちゅうびどう》」「下鼻道《かびどう》」と呼ばれ、そのうち真ん中に位置する中鼻道に、上顎洞と篩骨洞がつながっているのです。

——副鼻腔に細菌が入って炎症を起こすと、「副鼻腔炎」、いわゆる蓄膿症《ちくのうしょう》になるわけですね。炎症によって鼻腔へつながる自然孔が塞がってしまい、分泌物や膿が副鼻腔の中に溜まって、鼻づまりや頭痛といった症状を引き起こします。

又賀：そうです。そして、森先生が先ほどおっしゃった根管治療と上顎洞疾患の関係ですが、歯が原因で上顎洞炎を起こすことを「歯性上顎洞炎《しせいじょうがくどうえん》」と呼びます。

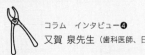

例えば、上顎洞底部と、歯根尖端との距離を測ってみると、平均では上顎の小臼歯で約5～8ミリ、第一大臼歯で約4ミリ、第二大臼歯で約2ミリ、第三大臼歯で約5ミリと距離が近い関係にあります。

――全体として2～8ミリというところですね。

又賀：はい。そのため、上顎の第一大臼歯や第二大臼歯などの歯根に細菌がいる場合、すぐに上顎洞へ細菌が侵入してしまう危険性があるのです。エックス線写真を撮ると、健康な上顎洞は空洞なので黒く映りますが、上顎洞炎を起こしていると白く映るため、区別がつきます。

――歯を起因とした上顎洞の炎症である歯性上顎洞炎が起こる原因として、どのようなケースがあるのですか？

又賀：大きく3つのケースが考えられます。第一に「う蝕《しょく》（むし歯）」、第二に「抜歯創《ばっしそう》（抜歯後の傷あと）」、そして第三に「歯根の迷入」で、だいたいこの3つのパターンに分類されます。

まずは「う蝕（むし歯）」のケースからご説明しましょう。むし歯になると、歯の表面から根管へと細菌が入り、歯髄が活動しなくなってしまいます。さらに悪化して細菌が歯根に到達し、そこで病巣をつくるのが根尖病巣です。根尖病巣ができてそれが拡大していくと、歯根尖端と上顎洞との距離は数ミリしかありませんので、上顎洞に細菌が侵入する可能性は非常に高くなってしまいます。

——上顎の第一大臼歯や第二大臼歯は根が3〜4本、小臼歯でも根が2本はありますからね。どれも上顎洞に非常に近い位置にあるので注意しなければいけません。

私は根管治療を行う際、「出口（根尖孔）をしっかり塞ぐ」ということを重視しています。細菌を完全になくすことはできませんから、出口をしっかり塞がないと、細菌の産生する毒素が根管から流出して、上顎洞炎など様々な症状を引き起こしてしまうからです。

又賀：出口をしっかり塞ぐのは、とても大事なことだと思います。根管に充填材をしっかり詰めて出口を塞いでいれば、上顎洞炎になることもありません。私が診てきた中でも、根管充填が不十分なことが原因で、根尖病巣から上顎洞炎になった患者さんが多数いらっしゃいました。

——根尖病巣が大きくなってしまった患者さんでも、再根管治療をして出口をしっか

り塞ぐと、病巣は徐々に小さくなっていきますね。

さて、抜歯に至る原因の7割近くはむし歯か歯周病によるものです。抜歯の際に起きる「抜歯創《ばっしそう》」によって歯性上顎洞炎になるのが第二のケースだと先ほどおっしゃられました。このケースについて教えてください。

又賀：抜歯創、すなわち抜歯の際の傷によって歯性上顎洞炎が起きるケースは、そもそも、何らかの理由で歯根が上顎洞内に突出しており、抜歯によって穿孔《せんこう》してしまいます。そこに瘻孔《ろうこう》（膿汁が排出される孔）が生じ、上顎洞と口腔内がつながった状態になります。そうなると、瘻孔を通じて口腔内の細菌が上顎洞へ侵入し、上顎洞炎を引き起こします。その場合は、「瘻孔閉鎖手術」を行って穴を塞ぐしかありません。

――抜歯によって、口腔内と上顎洞がトンネルのように穴でつながってしまうケースがあるわけですね。細菌だけでなく、唾液や食渣《しょくさ》（食べカス）なども上顎洞に侵入してしまう。

三つ目の「歯根の迷入」とはどんな状態ですか？

又賀：これは抜歯や歯が折れたときに偶発症として起きるケースが多いです。抜歯をした際に、歯根だけが上顎洞の中に入り込んでしまうのです。上顎洞内に入ってしまった歯根が感染の原因となり、炎症を起こします。この場合も外科手術を行って、いったん上顎洞を開洞し、迷入した歯根を摘出しなければなりません。

――かなり大掛かりな外科手術が必要になるわけですね。

又賀：最近はインプラントが上顎洞に入ってしまう方も増えていますので、上顎洞底と近いところにインプラントを埋入《まいにゅう》（埋め込むこと）する時は注意が必要です。

さらに、ごく稀なケースですが、もともと上顎洞の中に歯が生えてしまう人もいます。いわゆる「親知らず」と呼ばれる上顎の第三大臼歯が、上顎洞の中に生えてしまうのです。これを「洞内歯《どうないし》」と呼びます。洞内歯も歯性上顎洞炎の原因になりますので、手術で取り除く必要があります。

――歯性上顎洞炎で来られる患者さんは、どのような症状を訴えられるのですか？

又賀：いちばん多いのは、抜歯した際に口腔内と上顎洞がつながってしまうというものです。先に挙げた3つのパターンのうち抜歯創にあたると思われるケースですね。口から入った水が鼻から出る、空気がもれる、といった症状を訴える患者さんがいらっしゃいます。また患者さんに自覚症状がなく、歯科医院に来てエックス線写真を撮ってみたら抜歯創で口腔内と上顎洞がつながっていることがわかったというケースもありますね。

全体で見れば、歯が原因で起きる場合より、鼻が原因で起きる上顎洞炎の方が多いと思います。耳鼻咽喉科の先生もわかっていらっしゃるので、「これは歯が原因の上顎洞炎だな」と思ったら歯科医師に連絡をくださいます。軽い症状の場合、再根管治療をして根管充填をきちんとやりなおせば、炎症が収まることもあります。ただ基本的には、歯が原因で起こった上顎洞炎は、歯科と耳鼻咽喉科とで協力して治療にあたることになります。再根管治療をして歯の問題を解決してから、耳鼻咽喉科の先生に紹介することが多いですね。

――耳鼻咽喉科との連携は必要ですよね。実際の治療では、やはり内視鏡を用いることが多いですか？

又賀：はい、内視鏡による手術が多いです。以前は、口腔内を切開して上顎洞の前の壁に穴をあけて上顎洞の中をきれいにするという方法が基本でした。現在はまず抗菌薬（いわゆる抗生物質）を内服して副鼻腔炎が治るかどうか確認します。抗菌薬で治らなければ、耳鼻咽喉科にお願いして内視鏡の管を鼻から入れて、上顎洞をきれいにする方法が主流です。内視鏡でうまく治療できない場合は、やはり口腔内から切開して手術します。
　また、歯が原因の歯性上顎洞炎の場合でも、いまはなるべく抜歯せずに、歯の再根管治療をしたうえで、内視鏡で鼻から上顎洞を治療する方法が多いですね。やはり患者さんも大掛かりな手術や抜歯は避けたいという気持ちがあるでしょうから。残せる歯ならなるべく残すように努力しています。

――上顎洞に「悪性腫瘍」（がん）ができているケースもあるわけですよね。

又賀：はい。いちばん怖いケースですが、上顎洞炎かと思って検査したら悪性腫瘍ができている患者さんもごく稀にいらっしゃいます。この場合、原発部位（がんが初めにできた場所）が歯の側である場合と、上顎洞内である場合との2つのパターンがあります。多くは歯肉（歯ぐき）からできる悪性腫瘍は「上顎歯肉がん」と呼んで、歯肉に腫瘍（おでき）ができたり歯の周りが吸収されて動揺し始めますから歯科医師による診断で早期に発見される場合が多いです。しかし上顎洞を原発とする悪性腫瘍（上顎がんあるいは上顎洞性がん）は、頬が腫れてくるなど何らかの症状が出てこないと見つからない場合が多く、診断が難しいので注意が必要です。悪性腫瘍の特徴は抗菌薬の投与でも小さくなることはありませんので、おかしいと思ったら耳鼻咽喉科に紹介してもらうことが必要です。

――根尖病巣から歯性上顎洞炎に至ってしまったケースでは、根管治療をやり直すことで上顎洞炎が治ることもあるのでしょうか。

又賀：上顎洞炎それ自体への対処は、先に申し上げたように耳鼻咽喉科医とも連携して治療する必要がありますので、根管治療だけやり直せば上顎洞炎が治るかといえば難しいかと思います。ただ、根尖病巣を放置しておくと、一度治っても時間が経つとまた上顎洞炎が再発する可能性があるので、歯科医師が根管治療の問題もきちんと処置する必要があるでしょう。

――根管治療を専門とする私の立場からすると、再根管治療で根尖病巣を治すことができるなら、なぜ最初からきちんと治療しないのか、という思いがあります。

又賀：おっしゃる通りです。歯科医師の技術的な問題によって、上顎洞炎など歯に付随した様々な病気が起こることはよくあります。再根管治療をした場合、最初に治療した歯科医師と、再治療した歯科医師とで考え方が違う場合もありますし……。根管治療の結果というのは、エックス線写真を撮れば証拠として残るわけですが、患者さんはそうした知識がないですし、根管内のことは表面上は見えませんから、仮に治療に問題があったとしても気がつかないですよね。だからこそ、技術のある歯科医師から治療を受けることが本当に大事です。

――アメリカでは患者さんの意識が高くて、問題があるとすぐに歯科医師に対して訴訟を起こします。日本ではまだそういった患者さんの意識はないですよね。

又賀：私も歯科医療の訴訟問題のデータは集めているのですが、根管治療や上顎洞の分野で訴訟になることは少ないです。下顎では、抜歯などによって神経が傷つき三叉《さんさ》神経《しんけい》や舌神経《ぜつしんけい》の麻痺《まひ》（下唇や舌のしびれが生じる）に至るケースがあるので、そういった事態ではやはり訴訟になることが少なくありません。

――あと歯科医師の立場としては、前に治療した先生のことを批判しづらいですよね。

又賀：そういう文化はずっとありましたよね。前任者の治療を批判したりすると、「お前、チクったな」などと逆に批判されてしまう。でも現在は、倫理や法律という面から間違ったことはきちんと明らかにすべき、という文化がようやくできてきたと思っています。また治療方針などに疑問を感じたときは、セカンドオピニオンといって違う先生に診ていただくことは当たり前になっています。

――最後に又賀先生に、これからの歯科医療のあり方についてお聞きしたいと思います。現在、歯科医院の数が増えていますが、保険診療内での治療だけでは歯科医療の質の向上にはつながらないと思います。先生は大学で長く教鞭も執ってきたお立場として、どう見ていらっしゃいますか？

又賀：非常に難しい状況にあると思います。まず、大学での教育は、学生に知識を植え付けるのが第一ですから、学生には「とにかく正直にやれ、ごまかすな」ということは口を酸っぱくして言い続けてきました。先の訴訟の話とも関連しますが、歯科医師も人間である以上、必ずミスは起こるわけです。その際にごまかしてしまえば、いずれ症状が悪化するなどして患者さんも気が付くので、訴訟になって負ければ大きな金額を支払わなければならなくなります。何よりも、他の患者さんとの信頼関係も失ってしまいます。ですから「正直にやれ」という教育は絶対にしますね。

私自身は、今まで自分が治療した患者さんの情報は全部残してあります。もちろん医療情報は秘密にする義務がありますが。なかには、「こうやって治療したら歯根が破折してしまった」というような失敗例もあるのです。医療は、事故には繋がらなかったヒヤリハットが日常で起こります。忘れてしまうことが怖いのでメモしておくことはとても大切ですし、臨床の場では失敗から学ぶことが必ずあります。

――私は、これからの時代は一人の歯科医師がすべての治療をこなすのは限界があると思っています。アメリカでは、専門医が集まって患者さんを診ることで、より質の高い治療を提供できています。そこで当院では私が歯内療法の専門医として、又賀先生には口腔外科の専門医としてご担当いただいているわけです。各分野の専門医が専門的な知見を持ちよって一人の患者さんを診る。そして高度な治療をして患者さんに喜んでいただく。こうした新しい歯科医院の在り方を、又賀先生のお力もお借りして、今後も模索していきたいと思っています。

第 5 章

歯を残すための生活習慣

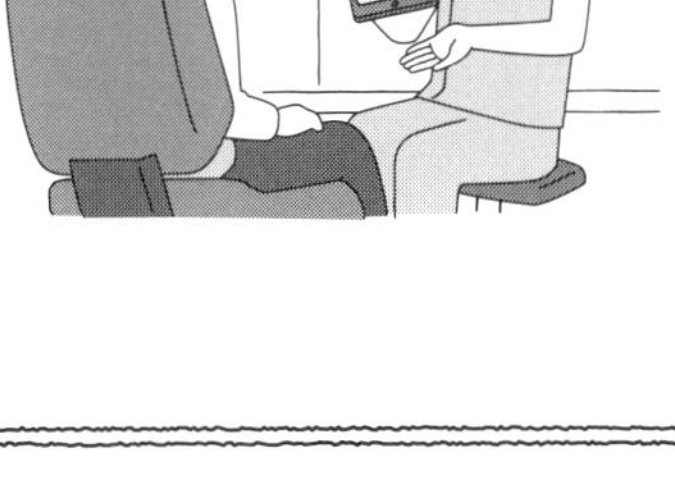

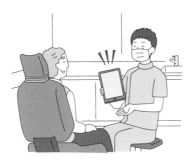

セルフケアの重要性

ここまで私の専門である根管《こんかん》治療《ちりょう》について説明いたしました。正しい根管治療が、自分の歯を残すためにどれほど大切かがご理解いただけたかと思います。とはいえ、根管治療が必要な段階にならないように、自分の歯を健康な状態に保つことができれば、それに越したことはないのです。

この第5章では、歯を残すために必要な生活習慣の知識や、歯を失ってしまった場合の選択肢、そして現在流行しているインプラントについてなども、考えていきたいと思います。

天然歯を残すために何よりも大事なのは、やはり日々のセルフケアであることは間違いありません。

第1章でインタビューをしたアメリカの歯科医師であるコーエン先生は、アメリカと日本の患者さんの違いについて次のように述べられていました。再度引用します。

コーエン：一般論としては、アメリカ人の患者さんは歯科医院といえば最初に検診とクリーニングで来るんです。そうすると歯科医師が口腔内を全体的に診て、こうした方が良いとアドバイスをします。アメリカ人は歯科医師にそれを期待しています。

一方、日本人の患者さんは、口腔内全体の健康を考えるというよりは、「この歯が痛いのでここを治してください」とピンポイントの訴えで来院されますね。ですから、そのとき痛い歯だけを治して、他の歯はまた痛くなったときに治す、というのが日本人の患者さんに多かったパターンです。

私もコーエン先生の指摘には全く同感です。日本人の患者さんの多くは、「歯が痛くなったら歯科医院に行く」という感覚で、その歯が治ったら次に症状が出るまでは通うことはありません。いざ歯が痛くなって治療を受けても、保険診療の範囲であれば比較的安い金額で済むからです。

一方でアメリカ人の患者さんは検診やクリーニングをするために定期的に歯科医院に通います。歯科治療費は高額なので、歯を良い状態で保っておきたいという意識が働くのでしょう。

現代は歯を失ってしまっても、インプラントなどの手段でその部分を補完することはできます。しかし、天然歯を残すことは健康寿命を延ばすためにとても大切です。**自分に合ったセルフケアの知識は、健康寿命を延ばすために必要不可欠**です。

歯磨きが正しくできているのか、いまは痛くなくても注意すべき歯はどこなのか。症状が出て苦しい思いをする前に、ぜひ早めに歯科医院で診てもらうことをお勧めします。

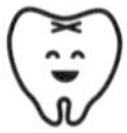

歯ブラシだけでは不十分？

私の歯科医院では、定期的なメインテナンスに来ていただいた患者さんに対して、日々の歯磨きで磨き残しているポイントや、状態があまりよくない歯、あるいは今後起こり得るトラブルへの予防などについて、歯科衛生士がアドバイスしています。

その際には鏡に映したり、あるいは写真に撮るなどして、患者さん自身にも歯を見てもらうようにしています。磨き残したプラーク（歯垢《しこう》）の存在をわかりやすくするために歯垢染色剤を使用し、注意喚起をします。

日本人は歯磨きの習慣が定着していますから、多くの患者さんは「自分は毎日きちんと歯磨きをしている」と思っています。しかし、歯磨きを「している」ことと、「できている」こととは違います。長い間に身に付いた歯磨きの癖などによって、磨いているつもりでも磨けていない、歯ブラシがしっかり当たっていない箇所が必ずあります。汚れている箇所を写真に撮ってお見せすると、皆さん一様にショックを受け、納得してもらえます。

口腔内はそれ自体が１つの環境ですから、１カ所汚れが残っているだけで、全体に悪い影響を与えてしまうのです。

このようにメインテナンスの際にきちんと口腔衛生指導を行うと、患者さんが次に来院されたときに、「前回、先生に言われてから、この部分は意識して磨いています」などとおっしゃってくださることも多々あります。それによってむし歯や歯周病は事前に予防できるということを実感していただくと、日々のセルフケアも習慣化しやすいのです。

歯の磨き方は、その人の口や歯の形によって違いますから、一概に「こうすべき」ということはいえません。かかりつけの歯科医院でアドバイスを受けることが大切です。

そのうえで、日々の歯磨きで取り入れていただきたいのは、デンタルフロスや歯間ブラシを併用して、歯垢を取り除くということです。歯ブラシだけでは、歯と歯の間に入り込んだ食べカスや汚れはとれません。WHO（世界保健機関）の調査では、アメリカはこれらの歯間清掃具の使用率が74％なのに対し、日本は39％とかなり低く、日々の歯磨きの中で習慣づけられていないのが現状なのです。

デンタルフロスとは、歯と歯の間に糸を通して汚れを取り除く補助具です。糸状ですので、歯と歯が重なった狭い隙間でも通すことができ、ピンポイントで気になる部分を清掃できます。

歯間ブラシは、爪楊枝のような細い針金に毛を付けたブラシのような道具です。歯間ブラシも歯と歯の間を清掃する道具ですが、より歯茎に近い部分を磨くのに適しています。

できれば両方を使い分けていただくのが理想ですが、どちらか1つでも、2～3日に1回使用して歯間をきれいにするだけで、大きな違いが出ます。

特に歯周病を予防するには効果がありますので、ぜひ自分に合った歯間清掃具を日々のセルフケアに取り入れてみてください。

食事習慣と喫煙が影響

健康な歯を保つには、メインテナンスと同様に、歯に良い生活習慣を心がけて毎日を過ごすことが大切です。ここでは食事習慣と喫煙の影響について触れておきましょう。

食事習慣については、よく言われるように「甘いものは歯に良くない」「ダラダラ長時間食べるのは歯に悪影響」というのは確かに事実です。

しかし、大事なことは「食べた後に歯磨きをして清潔にする」ということです。食後きちんとケアができるのであれば、嗜好品を食べてもよいと私は思います。

注意すべきは、酸性の食品を食べてすぐに歯磨きをすると、かえって歯に傷がついてしまうおそれがあるという点です。酸性とアルカリ性の主な食品群は次のようなものです。

・酸性の食品……インスタント食品、肉、魚、米、パンなど
・アルカリ性の食品……野菜、海藻、大豆、キノコなど

口腔内の酸性度が高いと、それだけ歯が溶けやすく、むし歯のリスクも高まります。酸性度は歯科医院での唾液検査で測ることもできます。むし歯になりやすいと思ったり、先に記載したような酸性の食品を多く摂っている方は、食生活を見直してみるのもよいでしょう。

次に喫煙についてです。

喫煙がもたらす悪影響でまずわかりやすいのは、ヤニが歯に付着する問題です。ヤニとは、たばこの煙のうち、一酸化炭素やガス状成分を除いた粒子状の成分（ニコチンやタール）を指します。

ヤニが歯に付着すると歯が茶色く変色します。クリーニングすれば白くなりますが、喫煙すれば再び茶色くなってしまうのです。

また、ヤニが付着した部分はざらざらとした小さな隆起ができるため、そこに歯垢《しこう》が付着して汚れがひどくなる原因になります。結果としてむし歯になりやすく、口臭の原因にもなります。

また、ニコチンが歯周病を引き起こしたり、歯周病菌の発育を促すなど、喫煙は悪影響を及ぼします。さらには歯肉の血流が低下し、本来ならば、歯周病によって歯肉からの出血がみられるべきところであっても、症状が抑えられ、かえって病気のサインを見逃してしまう場合もあります。

インプラントを入れている患者さんにも、喫煙は実害をもたらすことがあります。術後の縫い合わせた傷が開きやすかったり、あるいはその傷口からニコチンが入ることでインプラントが脱離する原因となったり、喫煙による酸素不足で傷の治りが遅くなったりという影響がみられるのです。

喫煙が全身の健康に与える影響は広く知られるようになりましたが、歯にとっても良いことはありません。**歯はもちろん、身体のことを考えるならば禁煙をすることがベスト**と言えるでしょう。

高齢者施設で見えてきた口腔ケアの大切さ

私の医院で働いているスタッフに、高齢者の介護施設で口腔ケアを行っている歯科衛生士・須山瑞枝さん（日本口腔インプラント学会認定 インプラント専門歯科衛生士、一般社団法人日本医療機器学会認定 第2種滅菌技士、訪問介護員養成研修2級課程修了）がいます。彼女に話を聞くと、高齢になればなるほど、自分の歯が残っているかどうかが日々の生活の充実度の差になって表れているそうです。自分の歯でなくてインプラントや入れ歯でも、それがきちんと自分の口に合っているか、というのも大事になります。

足腰が弱って車いすで生活している方でも、自分の歯が残っていたり、インプラントや入れ歯がフィットしていれば、食べたいものをおいしく食べられるので、生き生きと過ごされているそうです。

一方、身体は健康であっても歯がない人は、ミキサーでやわらかくした食事しか摂ることができませんので、食事の楽しみが半減してしまいます。目で見ても楽しめ、そして噛んで味わうことのできる食事が、日々の生活に張り合いを与えてくれるのかもしれません。

インプラントの話でいいますと、以前は「インプラントがあるとお年寄りの口の中が傷つく」といった批判が介護施設から寄せられるケースがありました。例えばインプラントを何本か入れていて、他の天然歯は残っているという高齢者の方が、施設に入居されたとします。そして何年か経ち、天然歯が抜けてインプラントだけが残ると、それが口腔内を傷つける場合があります。特に認知症の方などは舌を噛んでしまう危険もあるようです。

ただ、認知症の患者さんが口腔内を傷つけてしまうことは、天然歯でもあり得ることで、インプラントだけが悪者とも言えません。

ただし、患者さんが高齢になるにつれ、最初は経過良好だったインプラントも年数が経って使えなくなるケースもあります。何本かインプラントを入れていた中で使えなくなったのがそのうちの1本だったとしても、周囲のインプラントも含めて新しくしなければならない場合もあります。

こんな時、すべてのインプラントを入れ替える治療をするのか、それとも入れ歯に置き換えるのか。認知症でご本人との意思疎通が難しい場合にどう判断するか……。

こうした難しい問題も今後、高齢社会が継続する以上、避けては通れない重要な課題だと思います。

やはり、〝今〟適切な治療を受けてできるだけ長く自分の歯をもたせることが、未来に起こり得るトラブルを避けることにつながるのです。

高齢者の方の口腔ケアで注意すべき点は、「誤嚥《ごえん》」を防ぐことです。

誤嚥とは、本来なら口腔から食道を経て胃へ送られるはずの食物や唾液が、誤って喉頭《こうとう》と気管に入ってしまう状態を指します。最近、高齢者の死因として「誤嚥性肺炎《ごえんせいはいえん》」が挙げられることも多くなってきましたが、誤嚥は肺炎の原因にもなるのです。

加齢とともに喉《のど》の筋肉が衰え、飲み込む力が弱くなることが、誤嚥を引き起こします。

普段からちょっとしたことでむせてしまったり、うがいがうまくできずにせき込んでしまう人は、誤嚥のリスクが高いと言えます。そうした人は、日常の生活で意識的に喉（首）の筋肉を鍛えるようにするとよいでしょう。

日常的に手軽にできる運動や習慣として、次のようなものがあります。

・仰向けで横たわり、足の爪先をみる感じで首を少し上げる
・口の中に水を入れて上を向き、ガラガラうがいをする
・おしゃべりをしたり、歌を歌ったりといった声を出す行為をする

このように日頃から、喉の周囲の筋肉を鍛えるように心がけましょう。

歯科医院の見分け方

「良い歯医者と悪い歯医者はどこで見分ければいいのか」と、患者さんから聞かれることがあります。

わかりやすいポイントでいえば、どのくらいの時間をかけて治療の説明や日常のセルフケア、生活習慣の指導をしてくれるか、ということがあります。私は時に、治療に関しての説明を1時間以上とることもあります。

第3章で紹介した患者さんの一人、江川さんも、こうおっしゃっていました。

「『この治療をしたら、こうなりますから』と事前に計画を説明していただけるのも、安心感があります」

けれども一般的には、「説明が不十分なまま治療をして、満足いく結果にならなかった」「自分の歯を残したかったのに、勝手に抜かれてしまった」といった不満の声が少なくありません。

根管治療のように専門的な内容になると、短い診療時間内で説明し尽くすことは困難です。そのため多くの歯科医院では、「むし歯が進行しているので、神経を取りますね」といった程度の説明で済ませ、すぐに治療を始めてしまうのが現実なのです。

私の医院では、歯科衛生士やスタッフの誰もが同じレベルの説明ができるように、プレゼンテーション用資料も共有しています。こうした準備によって、患者さんの不安を少しでも取り除けるよう努めています。

もちろん、単にダラダラと時間をかければいいというものではありません。時間をかける目的は、**患者さんが納得いくまで説明すること**にあります。

患者さんに対する説明の姿勢こそが、その歯科医院が「良い歯医者か」を判断するうえで大事なポイントになるのです。

感染管理の徹底も重要

もう1つ、**良い歯科医院の特徴としては、「感染管理の意識が徹底されている」**ということも挙げられると思います。特にコロナ禍において、感染管理の重要性は従来にも増して高まっているといえます。

医療施設である以上、感染管理を徹底するのは当然のことです。しかし、スタッフの知識、予算や人員の問題などもあり、感染管理のレベルにばらつきがあるのが現実です。

私の医院では、第2章でインタビューした柏井伸子先生にご指導いただきながら、院内の感染管理を行っています。歯科医院の感染管理について、柏井先生から伺った話などもふまえて、ここで少しご紹介しましょう。

歯科治療で用いた使用済み器材は、使い捨てのものと再使用するものがあります。使用済み器材には患者さんの口腔内《こうくうない》で付着した唾液や組織片などの汚れがついています。その汚れの中に病原性微生物も存在しているので、二次感染を引き起こさないためにも、器材処理のプロセスを定めて感染管理をしなければなりません。

感染管理における器材処理のプロセスは、次のようなフロー（流れ）になります。

洗浄 ↓ 消毒・滅菌 ↓ 保管

このフローの中で最も重要なのは、「洗浄」です。使用済み器材の汚れをきちんと落とすことが、器材処理の重要なステップになるのです。洗浄が適切に行われ、汚染物やそこに存在する病原性微生物を取り除いた状態であれば、その後の消毒や滅菌も完璧に近くなっていくのです。逆に洗浄が不十分で汚れが残った状態では、どんなに高価な消毒薬や滅菌器を使ったとしても、消毒・滅菌ができたとはいえません。

特に私が専門としている根管治療は、根管の中で細菌に侵されてしまった歯髄《しずい》を取り除く処置があります。歯髄除去に用いたファイルなどの器材には、細菌に侵された歯髄や感染象牙質《かんせんぞうげしつ》が付着していますから、原則は使い捨てにし、再使用はしません。

次の「消毒・滅菌」については、器具や汚れの性質によって消毒薬や滅菌器を使い分けて行います。

共通するのは、消毒や滅菌のプロセスがきちんと行われたかどうかは、人間の目では判断できないということです。そこで、エラーなく行えたか、専用のインジケータ（テストシステム）によって必ずチェックしなければいけません。こうした作業にも手間とコストがかかります。施設によっては、インジケータの結果をホームページなどで公開しているところもあります。それですべてが分かるわけではありませんが、感染管理への意識を測る1つの材料になります。

細かい器材は「滅菌バッグ」という袋に入れて滅菌、そして「保管」します。この滅菌バッグは、次に使う際に入口のシールを破いて中の器材を取り出します。高圧蒸気滅菌器（オートクレーブ）を使用しますので、性質上、一度しか使うことができません。しかし残念ながら、滅菌バッグを繰り返し使っている歯科医院もあると聞いたことがあります。

患者さんの立場からすると、治療の際に目の前で滅菌バッグのシールをビリビリ剥がし開封して中の器材を取り出しているなら、きちんと滅菌管理されている証拠になり得ると思います。

欧米では、公的機関が歯科医院の感染管理状況や治療器材が消毒・滅菌できているかどうかをチェックするシステムがあります。そのため歯科医院の側も、感染管理に関する記録を残しておくことが義務付けられています。日本ではまだそこまでのチェック体制がありませんので、感染管理は歯科医院側の自己努力に任せられているだけなのです。

私が日本の歯科大学で学んでいた40年前ぐらいまでは、根管治療で用いるファイルの管理も相当、ずさんでした。いわゆるタッパーの中に消毒薬に浸したスポンジを入れて、そこにファイルを突き刺して保管していたような有様です。いま考えると全く感染管理ができていない恐ろしい状態です。さすがに当時から比べれば格段に感染管理の意識は高くなっています。

歯科医院の経営上、コスト管理は無視できませんし、またスタッフの作業効率も考えなければなりません。再利用する器材はいま述べてきたようなフローで感染管理して、使い捨てにする器材は医療廃棄物として適切に処理する。そのバランスをとりながらも、安全な歯科治療を提供している。こうしたことが、患者さんが歯科医院を見分ける際の重要なポイントになると思います。

歯を失った場合の選択肢は「ブリッジ」「義歯」「インプラント」

さて、根管治療は自分の歯を残すための「最後の砦」であり、正しい根管治療によって自分の歯を残すことができる確率は高まります。

それでも、歯根《しこん》が破折《はせつ》してしまったり、ラバーダム（薄いゴム製のシート）を付けられないほどに歯質が失われている場合には、抜歯するしかありません。

歯を失った後、患者さんがそのあとに受ける治療には、次の3つの選択肢があります。

①ブリッジ（橋状の被せ物）
②義歯（入れ歯）
③インプラント（人工歯根）

この3つを順に説明しましょう。

①ブリッジ（橋状の被せ物）

ブリッジとは文字通り「橋」のような形状の被せ物です。歯を失った部分を補うために、両隣の歯を支台にして、そこに一体型の被せ物を装着します。基本的には、一度つけたら取り外しのできない修復物です。

ブリッジの問題点は、両隣の歯を支台にする際に、その歯を削らなければならないことです。また、物を噛む際にかかる力は大きいので、支台の歯には大きな負担となります。また、ブリッジと歯ぐきの間に物が詰まりやすいため、むし歯や歯周病の原因にもなります。

失った歯を補うために、もともと健康だった両隣の歯まで寿命を縮めてしまう恐れがあるのが、ブリッジの問題点なのです。

②義歯（入れ歯）

義歯（入れ歯）には、歯のない部分だけを補う「部分入れ歯」と、歯が残っていない場合に用いる「総入れ歯」があります。

部分入れ歯は、入れ歯が外れないようにするために、残っている歯に引っ掛けるバネ（クラスプ）がついていますが、総入れ歯は支えとなる歯がないため、歯ぐき全体を覆うように装着します。

ブリッジは自分で取り外しができないのに対し、義歯は取り外しができるのが特徴です。そのため、物が詰まっても、外して歯磨きなどのケアを行うことができます。

歯ぐきに触れる部分（義歯床）の素材には主に2種類あり、プラスチック（レジン）でできているものと、金属製のものがあります。

レジン床義歯は保険適用のため安価ではありますが、材質的にある程度の強度を保とうとすると分厚くなり、異物感があります。

一方、金属床義歯は高額な治療費となります。しかし強度が高いので、薄くつくることが可能です。熱伝導性（食べ物の温度が伝わりやすい性質）もあるため、自然な感覚に近くなります。

③インプラント（人工歯根）

従来の歯科医療では、歯を失ったときの選択肢にはブリッジと義歯の2通りしかありませんでした。しかし近年、第3の選択肢である「インプラント（人工歯根）」を選ぶ患者さんが増えてきています。

そもそも「インプラント」とは、人工の材料や部品などを人体に入れることを指す言葉です。ただ、日本でも歯科用のインプラントが広く知られるようになり、「インプラントと言えば歯科用」というイメージが定着してきたようです。

現在の歯科用インプラントは、1952年にスウェーデンの整形外科医ブローネマルク教授によって発見された技術です。兎の脛《すね》に埋め込んだチタン製の器具が骨と結合したことから開発が始まり、その後、動物実験を繰り返して安全性を高め、1965年から人間にも応用されるようになったのです。

以前のインプラントは技術的に不完全で、質の悪いものもあり、トラブルがよく報じられました。ブローネマルク教授の研究により、特にチタン製のインプラントが普及するようになってから、格段に安全性が増してきました。

インプラントの構造は、大きく分けて3つのパーツから成り立っています。

顎の骨に埋め込まれる「インプラント体（人工歯根）」、被せ物にあたる「上部構造（人工歯）」、そしてインプラント体と上部構造を繋げる「アバットメント（支台）」の

3つです。

インプラントにもデメリットがあります。顎の骨にインプラント体を埋め込むという性質上、大掛かりな手術が必要になります。しかもインプラントと骨が結合するまでには一定の時間が必要なため、治療期間が長くなってしまうのです。

一方でメリットは、天然歯に近い機能と外観を備えていることと、周囲の健康な歯に及ぼす負担がないことです。またインプラントの10年残存率は9割を超えており、寿命が長いこともメリットになります。ブリッジや義歯に比べて、一度入れてしまえば負担が少なく、会話の際の感触も自然であることで、多くの患者さんがインプラントを選ぶようになりました。

私の歯科医院では、日本有数のインプラント指導医、元昭和大学歯学部インプラント歯科学講座教授の尾関雅彦先生とも連携していて、インプラント手術が必要な患者さんは尾関先生に担当していただきます。尾関先生には本章最後のインタビューで、インプラントの現状や将来の展望について詳しくお話していただきました。

治療後もメインテナンスが不可欠

インプラントの性能が良くなったことで、高額な治療費を払える患者さんの中には「歯を失っても、インプラントを入れれば大丈夫だ」と考える方がいるかもしれません。

しかし、インプラントは「入れたら終わり」ではありません。メインテナンスを怠れば、噛み合わせ、歯ぎしり、くいしばりなどの噛み癖によってもインプラントにダメージが加わって、ネジがゆるんだり、破折や脱離してしまうこともあるのです。また、口腔内が不衛生であれば、インプラント周囲炎（歯周病と同じような状態）になるリスクも高まります。長持ちさせるためには適切なメインテナンスが必要です。

私の医院で働いているスタッフに、高齢者の介護施設で口腔ケアを行っている歯科衛生士がいると述べましたが、彼女は公益社団法人日本口腔インプラント学会が認定する「インプラント専門歯科衛生士」の資格も持っています。

歯科医師はインプラントを埋入する治療を行いますし、その後も来院された患者さんのメインテナンスには対応します。ですが高齢者で介護施設に入居され、ご自身で歯科医院に通うことができない患者さんのメインテナンスは、資格を持った歯科衛生士が対応することが多いのです。

高齢者でインプラントを入れる方も増えてきていますが、高齢者ならではの注意点もあります。

特に女性は、加齢とともに骨密度が下がる「骨粗鬆症」になる人が多いのですが、あまりにも骨密度が低いとインプラントを入れられないと判断する場合もあります（この後の尾関先生のインタビューでも触れます）。

また、高齢者の方は何らかのお薬を服用してらっしゃる方がほとんどです。インプラントも外科手術ですので、手術前は場合によっては、お薬を飲むのを止めていただくのですが、そのことで体調面に変化がないかどうかも注意しなければいけません。

そして、術後もメインテナンスに定期的に通うことができるのかどうかも確認します。

高齢者の場合は、患者さんご自身の生活環境や健康状態を、細かく把握する必要があるのです。

つまり、インプラントはその1本の歯だけを入れればいい、という治療ではないのです。周囲の歯も含めた口腔内全体、さらには全身の健康状態にも気を配らなければいけません。さらに、術後も何年もメインテナンスを続ける必要があります。

将来皆さんがインプラントを入れようと思ったときには、いま述べたことを踏まえて、「ここで術後何年も長期的にメインテナンスをしてもらえるのか」「セルフケアを続けられるのか」という点も考慮して歯科医院を選ぶことをお勧めします。

コラム　インタビュー⑤

尾関《おぜき》　雅彦《まさひこ》先生（歯科医師、元昭和大学歯学部 インプラント歯科学講座 教授）

インプラントが広がった背景と、そのメリット・デメリット

三恵歯科医院でインプラント治療を担当している尾関先生は、公益社団法人日本口腔インプラント学会認定の指導医であり、昭和大学歯学部インプラント歯科学講座教授として長く教壇に立ってこられました。口腔外科の又賀先生とともに、患者さんの診療をしていただいております。各分野の専門医の先生方とのネットワークで、より高度な歯科治療の提供を実践しています。

尾関先生には、これまでの日本のインプラント普及の歩みや、これからの長寿社会におけるインプラントの位置づけなど、多岐にわたってお話いただきました。（聞き手・筆者）

――中国の歯科医師との合同セミナーを主催した際に尾関先生のお話をうかがう機会があって、その際に、インプラントは極めて高度な治療であることを再認識しました。

尾関先生が、インプラント発祥の地・スウェーデンに留学されたのはいつ頃でしたか？

尾関：1986年から87年にかけてですので、もう30年以上前になりますね。

――当時、日本ではインプラントという言葉が入ってきたぐらいで、治療を行う歯科医師は少なかったと思います。スウェーデンではインプラントは既に普及していたのですか？

尾関：一般の患者さんへの治療という意味では、まだそれほど普及はしていませんでした。しかしスウェーデンには世界中の歯科医師がインプラントを学びに来ていましたね。

――スウェーデンのインプラント技術が、すでに歯科医学界では注目されていたのですね。

尾関：インプラントの考え方は以前からあったのですが、スウェーデンの「ブローネマルク・システム」という手法が画期的でした。いま日本も含めて世界中で行われているインプラントは、このブローネマルク教授が考案されたインプラントから始まったのです。

――ブローネマルクとは、インプラント技術の生みの親であるスウェーデンの整形外科医の名前ですね。ブローネマルク・システムは、どのような点が画期的だったのですか。

尾関：第1に、インプラント治療の術式をマニュアル化した点です。「最初に使うドリルはこれ、2番目のドリルはこれ……そして最後にこうやってインプラントを入れましょう」という具合に、インプラントの術式を標準化しました。これが最も重要です。

――ブローネマルク・システム以前は、インプラント治療に関するマニュアルや教科書的なものが存在しなかったのですね。インプラント手術を行う歯科医師の経験による独自の術式に委ねられていたと。

尾関：そして第2に、「オッセオインテグレーション（骨結合）」という概念を発見したことです。これは、顎の骨の中に入れたチタンインプラントが、骨組織と強く結合した状態をいいます。オッセオインテグレーション（骨結合）の状態になる過程は、骨折した部位の治癒過程と類似していて、いずれも安静状態を保つことが重要です。そこでブローネマルク教授は、チタンインプラントと骨が結合するまで安静状態を保つことを提唱したのです。

——オッセオは「骨」、インテグレーションは「一体化する」という意味の言葉です。一定期間、安静状態を保つことで、チタンインプラントと骨が一体化したかのように結合するということですね。

尾関：ブローネマルク教授は、15年以上にわたる動物実験でインプラントの安全性を確認したうえで、人体にも応用しました。その過程で、人間の顎の骨とチタンインプラントがしっかり骨結合するには、下顎では3～4カ月、上顎では6カ月程度の時間が必要だと確かめました。従来のインプラントは、手術後せいぜい1～2週間後には噛む力を加えてしまっていたのです。骨が固まらないうちに力を加えることで、骨とチタンインプラントの間に柔らかい「疑《ぎ》似《じ》歯《し》根膜《こんまく》」という結合組織ができてしまいます。すると、噛んだときにグラグラして痛んだり、炎症が生じるなど、トラブルの原因になっていました。

——きちんと骨結合したインプラントは、その後に上部構造（被せ物）を装着しても結合を保って、びくともしませんからね。ブローネマルク教授は歯科医師ではなく整形外科医でしたから、歯科の常識にとらわれることなく、骨とチタンの結合を追求することができたのですね。

尾関：そうです。歯科医師は歯根膜がクッションの役割を果たすと思い込んでいました。しかし、がっちりと骨結合してびくともしない状態にしたほうが、後の状態が良いのです。

第3に、誤った知識が広まらないようにインプラントの技術を管理したことです。当時は、スウェーデンでブローネマルク教授が定めた研修を受けた歯科医師でないと、インプラントの材料を販売しないようにしていました。

――逆に言えば、ブローネマルク教授が定めたマニュアル通りにやれば、大きなトラブルにならなくて済む、という保証を担保したのですね。

尾関：ブローネマルク・システムの研修をきちんと受けてインプラントの治療を行えばうまくいくことがわかって、それで世界中に広まったのです。

――尾関先生もスウェーデンで研修を受け、その後、日本に戻ってインプラントの治療を始められました。日本でインプラントが注目された理由は何だったのでしょうか。

尾関：インプラントは義歯（入れ歯）に比べると、メリットがたくさんありました。まずは、噛む力が強く、噛み応えが良いことです。義歯は歯ぐきで噛む力を受けますが、インプラントは直接、骨と結合していますので、噛む力が非常に強い。また、天然歯と同じような形状の白い歯をつけられますので、見栄えもよく、口の中で異物感が少ないのです。義歯はどれだけ精巧につくったとしても、残念ながら異物感は大きいです。

――義歯はまさに異物を口の中に入れている状態ですからね。義歯のように、取り外しのわずらわしさがないのも、インプラントの利点ですね。

尾関：また、ブリッジは健康な天然歯を削るという欠点があります。術後何年かすると、削った歯にトラブルが生じることが多い。インプラントは周囲の歯を削ったりする必要はありませんし、非常に長持ちする。そうした点が受け入れられたのでしょう。

――一方で、歯科医院が経営的なメリットを考え、高額な自費治療が見込めるインプラントを推し進めたという点もあると思いますが、いかがでしょうか。

尾関：おっしゃる通りです。森先生もよくご存じのとおり、20年ほど前から歯科業界全体として売上が減少し、保険診療だけでは経営が苦しくなる歯科医院も出てきました。それまではインプラントを導入していなかった歯科医師も、経営のためにやらざるを得なくなった。こうした面もインプラント普及の後押しになったことは確かです。

——インプラントブームに陰りが見えたのが、2012年にNHKの「クローズアップ現代」で「歯科インプラント　トラブル急増の理由」が放映されたときでした。あのインパクトは大きく、インプラントを希望する患者さんがガクッと減ったことを覚えています。

尾関：しかし、いま思えばその影響も一過性のものでした。やはりブローネマルク教授が考案した手法をきちんと実践していれば、満足される患者さんも多く、その結果インプラントの価値が再確認され、近年ではまた患者数が増えています。

——尾関先生が考える、インプラントのデメリットはどんなところがありますか。

尾関：多くの人が指摘しているとおりですが、大きなデメリットは、治療費が高いことと、治療期間が長いことです。この2つは患者さんにはかなりの負担感になるでしょう。

あとは、インプラントの普及に伴い、インプラントのメーカーも増えました。すると、他の歯科医院でインプラントを入れられた患者さんが来院された際に、自分のところで使っているインプラントと違うメーカーのものだったりすると、ドライバー（インプラント用器具）のサイズが合わないためにメインテナンスがうまくいかなかったりと、対応に困るケースがあるのです。

――専門医である尾関先生ならではのご指摘ですね。患者さんは、自分が入れているインプラントメーカーの情報はご存じないですからね。

尾関：あと、インプラントを入れるには手術をしますので、その手術自体の危険性があるわけです。手術をするには、口腔内だけでなく全身の健康状態を把握しなければできません。がんや脳梗塞、糖尿病などの持病をお持ちの患者さんは、インプラント手術で合併症を引き起こす危険性があるのです。また、あってはいけないことですが、インプラント手術によって血管や神経を傷つけてしまう事故が起きる可能性もゼロではありません。

――インプラント手術は一般的にどのくらいの時間がかかるのですか？

尾関：通常の手術なら、インプラント1本につき約30分というところでしょう。骨を移植するなど複雑な手術になれば、60分以上かかる場合もあります。

――インプラントを入れた後は、下顎《かがく》だと3～4カ月、上顎《じょうがく》だと6カ月は安静にしたほうがよいのですね。

尾関：例えば前歯にインプラントを入れた患者さんの場合、前歯がないと見栄えが悪いので、プラスチック（レジン）製の仮歯を両隣の歯に接着剤で貼り付けて審美性を一時的に回復する方法もあります。両隣の歯がすでに削られている状態ならば、一時的に両隣の歯を支台にして、仮のブリッジを入れることもあります。インプラントの本数が多い場合は、これも一時的に仮の義歯を使っていただくこともあります。しばらくの間は仮歯などで過ごしていただき、インプラントと骨がしっかり結合したら、上部構造を装着するのです。患者さんの骨の状態が良い場合は、インプラントを入れてすぐに上部構造を装着する「即時荷重《そくじかじゅう》」という方法もあります。

――「即時荷重」を行う患者さんはやはり少数ですか。

尾関：「即時荷重」という方法は慎重に行うべきであり、適応症となる患者さんは少数です。インプラントを顎骨《がくこつ》に埋入した直後は骨結合が不十分なので、埋入直後のインプラントにすぐに即時荷重を加えるのは危険だと思います。私は30年以上インプラント治療を行ってきていますが、ブローネマルク教授のいうように埋入したインプラントに安静期間をおけば、99％の確率でインプラントと骨が骨結合をして安定します。

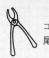

たとえ時間がかかっても、その方が患者さんの満足いく結果になるのです。

――残りの1％、安静期間をおいても骨結合しないのは、どんな場合でしょう。

尾関：理由はわかっていません。ミスのない手術をしても、100本に1本くらいの確率でインプラントと骨とが骨結合しない場合があるのです。同じ患者さんに同じメーカーのインプラントを5本入れて、4本は問題もなく結合しても、残りの1本が結合しなかったケースもあります。

――人体に人工物を埋め込むというインプラントの性質上、ごくわずかの確率ですが、結合がうまくいかない例もあるわけですね。

さて、尾関先生が診断する際、インプラントを勧めるかどうかの判断基準はどこにありますか。

尾関：歯を失った患者さんが何に困っているのか、だと思います。インプラントを入れることでその問題が解決するのであれば入れるべきですし、そうでなければ無理には勧めません。

例えば、歯を抜いてしまって噛めないのであれば、そこにインプラントを入れたとして患者さんがその後きちんと咀嚼《そしゃく》できるようになるのかどうか、といったことを考えます。その際、患者さんの骨の状態が悪ければ、インプラントを入れることでトラブルが生じ、患者さんを苦しめてしまう可能性がありますので、インプラント治療を勧めないこともあります。インプラントの適応症であったとしても、インプラント治療を受けるかを最終的に決めるのは患者さんご自身ですが、その方の将来にわたってインプラントがどういう影響を与えるのかを歯科医師は考えるべきです。もちろん、費用面の負担も考慮しなければなりません。

――患者さんの骨の状態によっても判断が分かれるとのことですが、「骨の状態」というのは具体的にどのあたりを診るのですか。

尾関：骨の量と質の両面から診ます。量的な問題でいえば、インプラントを入れるだけの骨の幅や高さがあるかどうかですね。インプラントの直径は3~5ミリなので、それ以上の骨の幅がなければ入れられません。また、インプラントが長いほうが骨に深く埋め込むことができるので埋入したインプラントの安定性（初期固定）が得やすいですが、骨の高さが足りないと、6~7ミリの短いインプラントを使わざるを得ませんので、安定性が得られにくくなります。

次に質的な問題ですが、一般的には高齢になると骨密度が低下して骨がもろくなり、インプラントを入れるには注意する必要があります。高齢になると体の治癒力も低下するので、インプラントを入れた後に骨が治るスピードも遅くなります。インプラントと骨の結合に時間がかかるだけでなく、インプラントと骨との結合力も弱くなるのです。

——骨の質的な面でいうと、高齢というのは何歳くらいから注意してみるのですか。

尾関：個人差はありますが、やはり60歳を超えると徐々に骨の質は低下していきます。

一方で、骨が硬すぎるのも問題です。骨は、外側の部分は非常に硬い皮質骨《ひしつこつ》で、内側は軟らかい海綿骨《かいめんこつ》でできています。骨が治癒する働きは主に海綿骨が担っており、骨結合にも重要なのは海綿骨です。海綿骨の割合が少なく、皮質骨ばかりが多い骨ですと骨の治癒が悪く、骨結合がうまくいかないのです。

あと、骨粗鬆症や、何らかの内分泌系の疾患によって、骨の再生がしにくい方もいらっしゃいます。そうした方はインプラントを入れる際には注意しなければなりません。

——顎骨の状態はどうやって測定するのですか。

尾関：基本的にはCTで診断します。しかし、実際に手術してみるとCTの画像から判断したことと違っているケースもあります。骨の状態がCTと違っている場合には、手術中に臨機応変に対応します。

――さて、今まで顎骨にインプラントを入れる際のことについて伺ってきましたが、インプラントの上部構造を入れた後のメインテナンスとは、どういったことを行うのですか。

尾関：インプラントのメインテナンスでは、上部構造とインプラント体（人工歯根）を止めたネジが緩んでいないかをチェックすることが大事です。たとえ不快症状がなくても、少なくとも1年に1回程度は診てもらったほうがよいかと思います。そのうえで天然歯と同様に、上下の噛み合わせに問題がないかどうか、インプラント周囲の歯ぐきが炎症を起こしていないかどうかなどをチェックします。特にインプラントと歯ぐきの境目は歯垢が残りやすい部分でもあるので、きちんと磨けているかを定期的に歯科医院でチェックしてもらったほうがいいかと思います。

――インプラントの予後で起きるトラブルには、どんなものがありますか。

尾関：一番多いトラブルは、インプラントに装着した陶材冠《とうざいかん》（セラミックでつくられたクラウン）の一部が割れてしまうことです。これは天然歯に装着した陶材冠が割れることがあるのと同じです。前歯に装着した陶材冠が割れて見た目が悪い場合にはすぐ直さなければいけませんが、奥歯で陶材冠の割れ方が小さい場合には、欠けた部分を丸める程度で済ませることもあり、ケースバイケースです。ただ最近は陶材を用いずに頑丈なジルコニアで白い歯（歯冠修復物）を作ることが多く、装着した歯が破損するトラブルはほとんどありません。

次に多いのは、装着した歯（歯冠修復物）とインプラント体をつないでいるネジが緩み、歯がグラグラ動くようになってしまうことです。放っておくとネジが折れたりなどのトラブルにつながりますので、少しでも装着した歯（歯冠修復物）が動くときには歯科医師に診てもらったほうがよいでしょう。ほとんどの場合、緩んでいるネジをギュッと締め直すと、元の安定した状態に戻ります。

——本来しっかり締まっているはずのネジがなぜ緩んでしまうのでしょうか。

尾関：ネジが緩むのは噛み合わせの問題が大きいですね。噛み合わせが合っていないと、力が偏ってかかるので、歯を横に揺らす作用が働きます。そのためにネジが緩んでしまう。歯を少し削るなどの咬合調整《こうごうちょうせい》をして改善します。ちなみに、歯が抜けた状態からインプラントを入れて噛み合わせが安定すると、歯周病が改善するなどの効果もあります。噛み合わせが悪くて歯が横揺れする状態だと、どんなに歯を磨いても残存歯の歯周病は改善しにくいのですが、噛み合わせが安定して歯が揺れなくなると、残存歯の歯周病は治りやすくなります。

――天然歯でも同じように咬合調整をすることもありますね。お話を伺っていると、インプラントを入れた歯だけでなく、周囲の天然歯も含めて患者さんの口腔内全体に注意をしながら診療されていることがよくわかりました。

さて日本では、ご高齢の方が自分の歯を失ってインプラントを入れるケースも増えていますね。「最後まで食事を楽しみたい」という要望から、インプラントを希望される高齢者も多いのではないかと思いますが、高齢者とインプラントについてはどうお考えですか。

尾関：まずは身内のことからお話ししましょう。いまから30年ほど前に、私が手術を行い義母には6本、義父には13本のインプラント体を埋入し、ブリッジの上部構造を装着しました。義母は90歳、義父は99歳でそれぞれ亡くなったのですが、それまで20年以上僕らと同じ食事を楽しめて、食べることには全く不自由がありませんでした。

――20年以上も問題なくインプラントで食事ができたとは、素晴らしいですね。それは尾関先生の技術があったればこそというようにも思います。

尾関：僕の経験で、いちばんご高齢では91歳の方にインプラント手術をしたことがあります。その方は86歳で最初にインプラントを埋入し、その具合が非常によかったとのことで、歯をなくす度にインプラント治療を希望されたのです。

その理由は、インプラントを入れて不自由なく食べることができると、お子さんやお孫さんと一緒にどこへでも出かけて家族で楽しく過ごせるためです。噛むことが不自由で食べられる食品に制限があると、健康な人と一緒に行動することに制約を受けることがあります。インプラント治療を受けたおかげで、家族と一緒に出掛けられる。それが元気の秘訣になっている様子でした。同じようなお話はたくさん聞いています。

——そうやって家族と一緒に食事を楽しめると、生活全般の満足度も上がりますし、健康寿命が延び、認知症の予防にもつながることも期待できますね。

尾関：もちろん、インプラントは高額な治療ですし、身体的な条件もありますので、すべての人にお勧めできるわけではありません。ご自身の歯を少しでも長く残していくことがベストなのは当然です。いずれにしても、血管から人工栄養を点滴するのではなく、自分の口から栄養を摂れるということが生命力を強めるということは、数多くの高齢者を見てきて実感するところであります。残りの人生を充実して過ごすための自分への「投資」という観点から見て、インプラント治療を受けた方の多くは、治療を受ける前よりも一段と元気になっておられます。インプラント治療を受けたことで、身体だけではなく、精神的にも健康になった患者さんが、社会生活を快活に営むことで社会全体の健康にもつながります。

――最初に述べたように、私はインプラントはきわめて専門的な治療だと考えていますので、専門医である尾関先生に患者さんをお任せしております。多くの歯科医院では、専門医ほどの技術がない人でもインプラントの治療をしているように見受けられ、やや心配でもあるのですが、尾関先生は歯科医師のレベルという点でどう思われますか?

尾関：難しい問題です。インプラントを含めて外科手術はどれもある程度の危険性を伴うものです。なおかつ、見た目や使い心地も患者さんに満足いただけるインプラントを埋入する、あるいは予後のトラブルを避けることを考えると、専門医がベストなことは確かです。

しかし、インプラント専門医でなければインプラント治療をやってはいけないのかと言えば、必ずしもそうとは言えないのです。手術を安全確実に行うためには歯科インプラントの研鑽《けんさん》が必要ですが、日本に十分な数の専門医がいるわけでもない。多くの患者さんが治療を受けられることを優先すれば、一般の歯科医師がインプラント治療を行うことも現実的にはあるでしょう。

ただ、患者さんにとっての「安心できる歯科治療」は、患者さん自身が選んでいく時代になるのでしょう。

おわりに　「人生100年時代」にあるべき歯科医療のかたち

三恵歯科医院《さんけいしかいいん》では、次のようなミッション（使命）を掲げて診療にあたっています。

①患者さまお一人おひとりのヘルスリテラシー向上をサポート
②専門医の手による世界最高レベルの歯科医療を提供する

これは、「人生100年時代」を迎えた日本における、歯科医療のあり方を考えて至った方針でもあります。本書の最後に、この2つのミッションをもとに、将来の歯科医療について考えていきたいと思います。

①患者さまお一人おひとりのヘルスリテラシー向上をサポート

「ヘルスリテラシー」とは、自身の健康について適切な意思決定をするために、医療の情報を手に入れ、理解する力のことです。日常生活のヘルスケアや疾病予防について意思決定する力を持つことは、生涯を通じた人生の質（クオリティ・オブ・ライフ＝ＱＯＬ）の向上につながります。

ネット社会の到来で、患者さんご自身がその気になれば、様々な医療情報にアクセスできる世の中です。そのこと自体は歓迎すべき時代の流れですが、場合によっては誤った情報に惑わされてしまって、患者さんが損をすることにもなりかねません。時には、誤った情報を信じた状態で当院に来られる患者さんもいます。

当院に来られて、誤った歯科情報をもとにお話をされる患者さんに対しては、やはり放っておくわけにはいきませんので、どこが誤っているのかをお話し、納得のいくまでご説明するように心がけてきました。目の前で歯科医師やスタッフが説明すれば、納得される患者さんがほとんどです。

そのように、患者さんへの対応をする中で、「患者教育」はこれからの歯科医院の大切な役割だと考えるようになりました。保険診療をベースにした診察では一度に20分前後という短い時間しかとれませんから、歯科医師が患者さんに丁寧に説明する時間もないのです。

第5章で触れた通り、私の歯科医院では歯科医師、歯科衛生士、受付のスタッフ全員が治療情報を共有して、誰もが同じレベルで患者さんへの説明ができるようにしています。

単に業務を効率化するという意味にとどまらず、患者さんのヘルスリテラシー向上をサポートするという、当院の重要な役割に直結する部分でもありますので、継続しているのです。

今後、歯科にかかわらずあらゆる医療分野で、患者さんの医療情報へのアンテナは鋭くなっていくことでしょう。従来のように「医師が上、患者が下」という構図に胡坐《あぐら》をかいて、患者さんがなんでも医師の指示通りに動くと思っていたら大間違いでしょう。

コロナ禍の到来は、国民一人ひとりが望むと望まざるとにかかわらず、健康や医療に関して考えながら生きていかねばならないという事実を再認識させました。歯科は1つの分野のように見えて、実は全身の健康に深く関わっているのは本書でも述べてきた通りです。日本人のヘルスリテラシーを高めるために、歯科ができることはまだまだたくさんあるはずなのです。

②専門医の手による世界最高レベルの歯科医療を提供する

医療の分野が内科や外科、小児科や産婦人科といった専門分野に分かれているように、アメリカでは歯科医療も専門分野に分かれています。歯内療法専門医《しないりょうほうせんもんい》、歯周病治療専門医《ししゅうびょうちりょうせんもんい》、補綴専門医《ほてつせんもんい》などといった、各分野の専門医によって歯科医療が担われているのです。

三恵歯科医院でも、同じような歯科医療体制をつくることができないだろうか。専門医による質の高い治療を患者さんに提供することができないだろうか。

そう考えて始めたのが、専門医同士のネットワークによる歯科医療連携体制です。院長である私は根管治療《こんかんちりょう》の専門医です。そして、口腔外科《こうくうげか》の専門医である又賀泉先生（第4章参照）、インプラントの専門医である尾関雅彦先生（第5章参照）という3人の専門医によって、日本でもトップクラスの歯科治療を提供できる体制になっていると自負しています。

さらに、柏井伸子先生（第2章参照）にもご協力いただくことで、口の中と外の両方からの感染管理を高い水準で行うことができております。コロナ禍において歯科医院にもさらに高いレベルの感染管理が求められるようになりましたので、専門家の知見を得られることは本当にありがたいことです。

従来の歯科医院では、これらすべてを院長が一人で担当するのが普通でした。しかし、どんなに優秀な歯科医師であっても、様々な分野の治療を一人で行うのは不可能だというのが私の考えです。また、同じように考えている歯科医師の方々もたくさんいると思われます。

三恵歯科医院のミーティングは、院長のトップダウンではなく、それぞれの担当分野からの意見がフラットに交わせるように留意しています。先に挙げた専門医の先生方もそうですし、歯科衛生士の立場、受付で患者さんと接するスタッフの立場、また経営・マネジメント面で動いてくれているスタッフもいます。それぞれの知見をリスペクトしながら、任せるべきことは専門家に任せる。そんな歯科医院のマネジメントスタイルを模索しながらつくり上げてきました。

いま私が考えているのは、こうしたスタイルを1つの歯科医院内で完結させるのではなく、歯科医院同士のネットワークを広げることによって、歯科業界全体の底上げが図れないか、ということです。

第1章でも述べたように、日本の歯科業界をめぐる状況は厳しいものとなりつつあります。歯科医師数は増えているにもかかわらず、主要な「顧客」になりうるむし歯のある子供は激減しているのです。つまり、今後は歯科医院が過当競争にさらされた挙句、特色がないところは淘汰されていきます。あるいは、歯科医院のM&A（合併・買収）も起きてくるでしょう。

一方で、「人生100年時代」と呼ばれる高齢社会においては、「最後まで自分の歯で食事を楽しみたい」というニーズが高まりを見せています。その患者さんのニーズをかなえられるのは、根管治療《こんかんちりょう》を筆頭とした専門的な歯科技術しかありません。

三恵歯科医院は、私を含めた専門医の方々の知識と技術を持ち寄って治療にあたるチームアプローチ、包括的歯科医療を行うようになってから、患者さんのすそ野が大きく広がりました。私一人では到底できないような困難な症例でも、連携している専門医にすぐ相談して、治療体制を組むことができる。この安心感は、一人でやっていたときには到底なかったものです。患者さんからの訴訟リスクも回避できるのです。

日本では「開業医はオールラウンダーでなければならない」という意識がまだまだ

主流です。しかし、これからは歯科業界全体で、こうしたチームアプローチを推進していく必要があるでしょう。医院の垣根を超えた、プロとプロのネットワークによって、患者さんに高度な歯科治療サービスを提供していくのです。

患者さんの側にも、意識改革が必要になります。自分の歯を守るのは、最終的には患者さんご自身の判断です。「保険で安く済めばいい」と安易な考えで治療をして、歯を失う結果になるのか。あるいは、仮に自費で十数万円といった高額な治療費を支払っても、その歯が10年、20年と健康を保つことができれば、1年あたりに換算してみるとわずかな負担でしかない、と考えるのか。

「人生100年時代」に最後まで自分の歯を残して健康な生活を送るために、歯科医院側も、患者さん側も、大きな意識変革が求められているのが現在です。三恵歯科医院のチームアプローチによる歯科治療が、その1つのモデルケースとなることを、私は確信しているのです。

私がニューヨークから帰国して早いもので30年が過ぎました。

当時は日本の経済が世界一を凌駕しようと、日本パワーが炸裂していました。

日本の繁栄はこのまま永遠に続くと信じていましたが、残念ながらバブル崩壊して失われた30年を経験しています。

専門の根管治療に目を向けても、米国とのギャップは大きく開いています。

これからの私の使命はこのギャップを縮めて、新しい日本発の歯科医療を世界に発信していくことだと思っています。


最後に、フリーランス編集者の嶋崎千秋氏には私の無理なお願いを承知で尽力に預かり、三恵歯科医院のスタッフである片田佑紀氏も2歳の男の子を育てながら私の著作制作にご協力いただき、大変感謝いたします。

カバーデザインをご教示頂きましたファッションデザイナーの山本基代志先生にも厚く御礼を申し上げます。

『糖尿病患者に対する歯周治療ガイドライン改訂第2版 2014』 特定非営利活動法人 日本歯周病学会編　医歯薬出版　2015年
『歯周病と全身の健康 2015』 特定非営利活動法人日本歯周病学会編　医歯薬出版　2016年
『マクロファージを通して見る歯周病の基礎研究』 西原達次　日本歯周病学会会誌　60（4）:167-172, 2018
Bassim CW, Gibson G, Ward T, Paphides BM, Denucci DJ. Modification of the risk of mortality from pneumonia with oral hygiene care. J Am Geriatr Soc. 56 (9)：1601-1607，2008
『入院患者に対する包括的口腔管理システムの構築に関する研究』 財団法人8020推進財団　2006年
『歯周治療における禁煙支援の手順書』 稲垣幸司，内藤 徹，石原裕一，金子高士，中山洋平，山本龍生，吉成伸夫，森田 学，栗原英見　日本歯周病学会会誌　60（4）：201-219，2018

主な参考文献・資料

『続・日本人はこうして歯を失っていく』日本歯周病学会・日本臨床歯周病学会　朝日新聞出版　2020年

『ザ・クインテッセンス』 クインテッセンス出版　1998年1月号～12月号に連載「シリーズ・科学的なエンド，その背景：米国の歯内療法専門医の実際」（森　一弘著）

1．日本の歯内療法の現状
2．急患の上手な対応のしかた
3．急患の上手な対応のしかた（その2）
4．歯内療法における患者教育の重要性
5．根管治療の成功率とは
6．根管治療の成功の鍵
7．根尖孔を塞ぐ
8．タグバックの獲得
9．根管形成を再考する
10．エンドサージェリーの必要性
11．意図的再植とその応用（その1）
12．意図的再植とその応用（その2）

厚生労働省：「令和2年　医師・歯科医師・薬剤師調査」「平成28年　歯科疾患実態調査」「令和2年　簡易生命表の概況」「健康寿命の令和元年値について」

日本大学歯学部付属歯科病院歯内療法科：「根管治療に関する医学的調査」

東北大学大学院歯学研究科：「歯の本数と寿命・健康寿命・要介護でいる期間の関連調査」

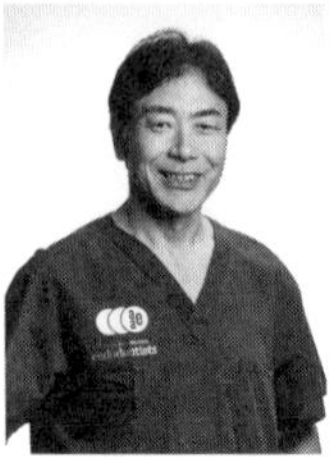

著者プロフィール

森　一弘（もり・かずひろ）

KAZUHIRO MORI

三恵歯科医院／院長
歯科医師
米国歯内療法専門医
米国歯内療法学会会員

略歴

1982 年 東京歯科大学卒業。同大附属市川総合病院オーラルメディシン講座に研修医として入局。同年、開業医としてのキャリアをスタートさせる。
1988 年 日々の診療活動の中で感じていた「歯科療法の価値基準を、どう見出していくか」という問題の答えを探求すべく、開業活動を一時休止し、単身渡米を決意。米国コロンビア大学歯学部歯内療法専門医課程を修了する。最新歯科医療を学ぶ。
1991 年 米国歯内療法専門医の資格を取得後、帰国の途に就く。
1992 年 神奈川県川崎市にて三恵歯科医院を開設。
2018 年、2019 年 中国・天津にて講演。テーマ：「歯の健康と慢性疾患の関係」

装丁／佐藤アキラ
イラスト／小瀧桂加
本文デザイン・DTP ／米村　緑（アジュール）
校正協力／伊能朋子
制作協力／末松光城
編集／阿部由紀子・嶋崎千秋

大切な歯を残そう!根管治療のススメ
知らないと「歯」を失う!?　「天然歯」を守る究極の方法

初版１刷発行 ● 2023年1月21日

著者
森《もり》　一弘《かずひろ》

発行者
小田 実紀

発行所
株式会社Clover出版
〒101-0051 東京都千代田区神田神保町3丁目27番地8 三輪ビル5階
Tel.03(6910)0605　Fax.03(6910)0606　https://cloverpub.jp

印刷所
日経印刷株式会社

ISBN978-4-86734-117-9　C0047